MARIE MOUROUM | VALERIE KURTH

SLIM. KICK.

Kampfsporttraining, das richtig reinhaut

QUALITÄTS G|U GARANTIE

DIE GU-QUALITÄTS-GARANTIE

Wir möchten Ihnen mit den Informationen und Anregungen in diesem Buch das Leben erleichtern und Sie inspirieren, Neues auszuprobieren. Bei jedem unserer Produkte achten wir auf Aktualität und stellen höchste Ansprüche an Inhalt, Optik und Ausstattung. Alle Informationen werden von unseren Autoren und unserer Fachredaktion sorgfältig ausgewählt und mehrfach geprüft. Deshalb bieten wir Ihnen eine 100%ige Qualitätsgarantie.

Darauf können Sie sich verlassen:
Wir legen Wert darauf, dass unsere Gesundheits- und Lebenshilfebücher ganzheitlichen Rat geben. Wir garantieren, dass:

- alle Übungen und Anleitungen in der Praxis geprüft und
- unsere Autoren echte Experten mit langjähriger Erfahrung sind.

Wir möchten für Sie immer besser werden:
Sollten wir mit diesem Buch Ihre Erwartungen nicht erfüllen, lassen Sie es uns bitte wissen! Wir tauschen Ihr Buch jederzeit gegen ein gleichwertiges zum gleichen oder ähnlichen Thema um. Nehmen Sie einfach Kontakt zu unserem Leserservice auf. Die Kontaktdaten unseres Leserservice finden Sie am Ende dieses Buches.

GRÄFE UND UNZER VERLAG
Der erste Ratgeberverlag – seit 1722.

KGS

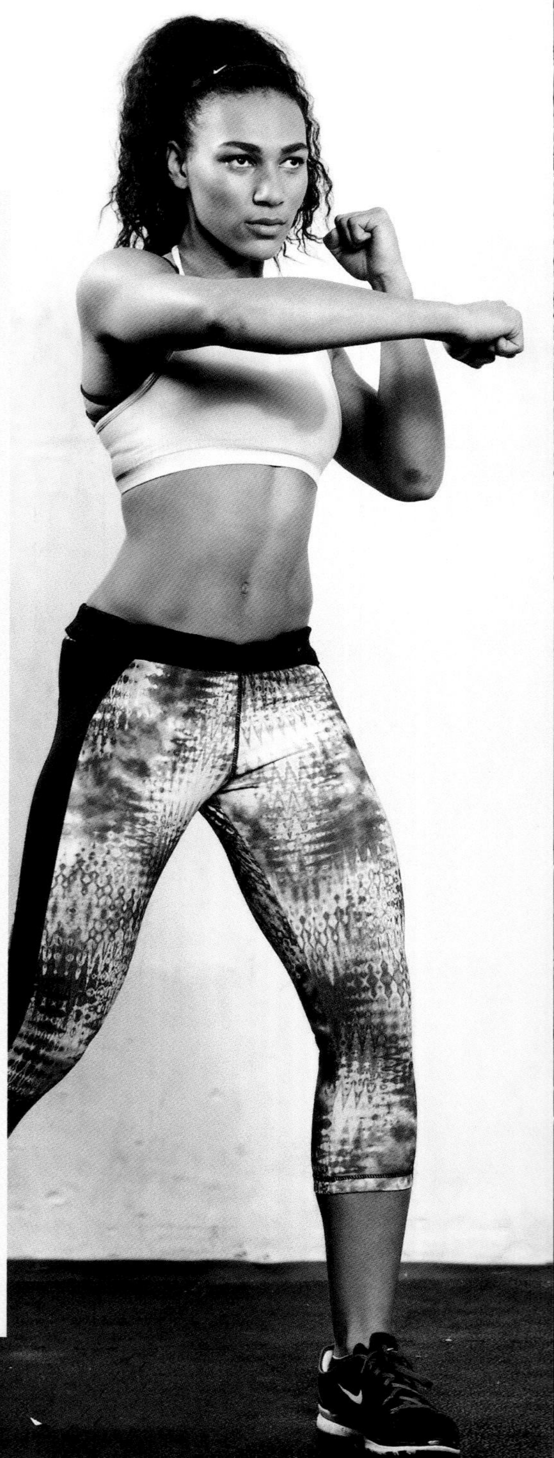

INHALT

THEORIE

PRAXIS

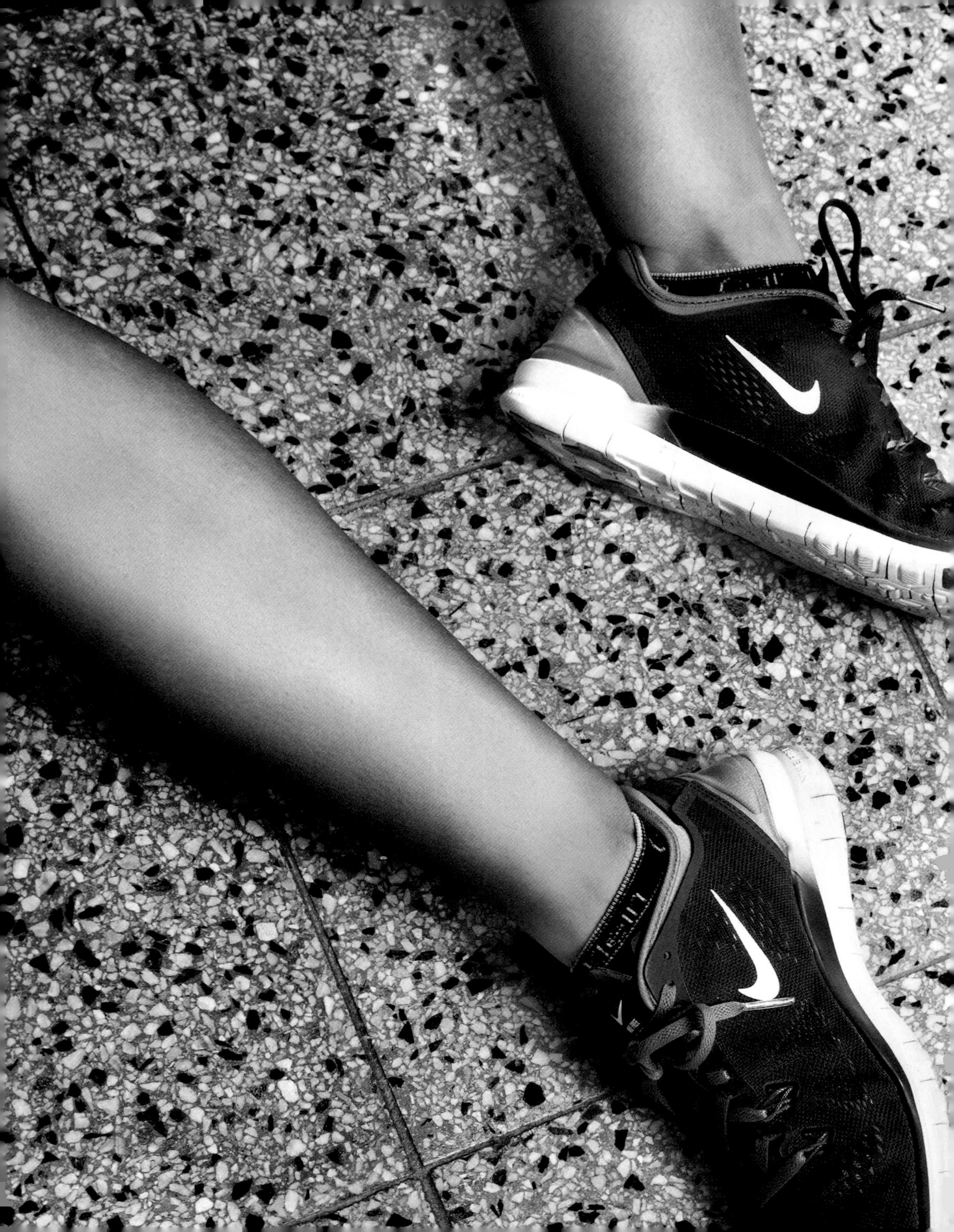

THEORIE

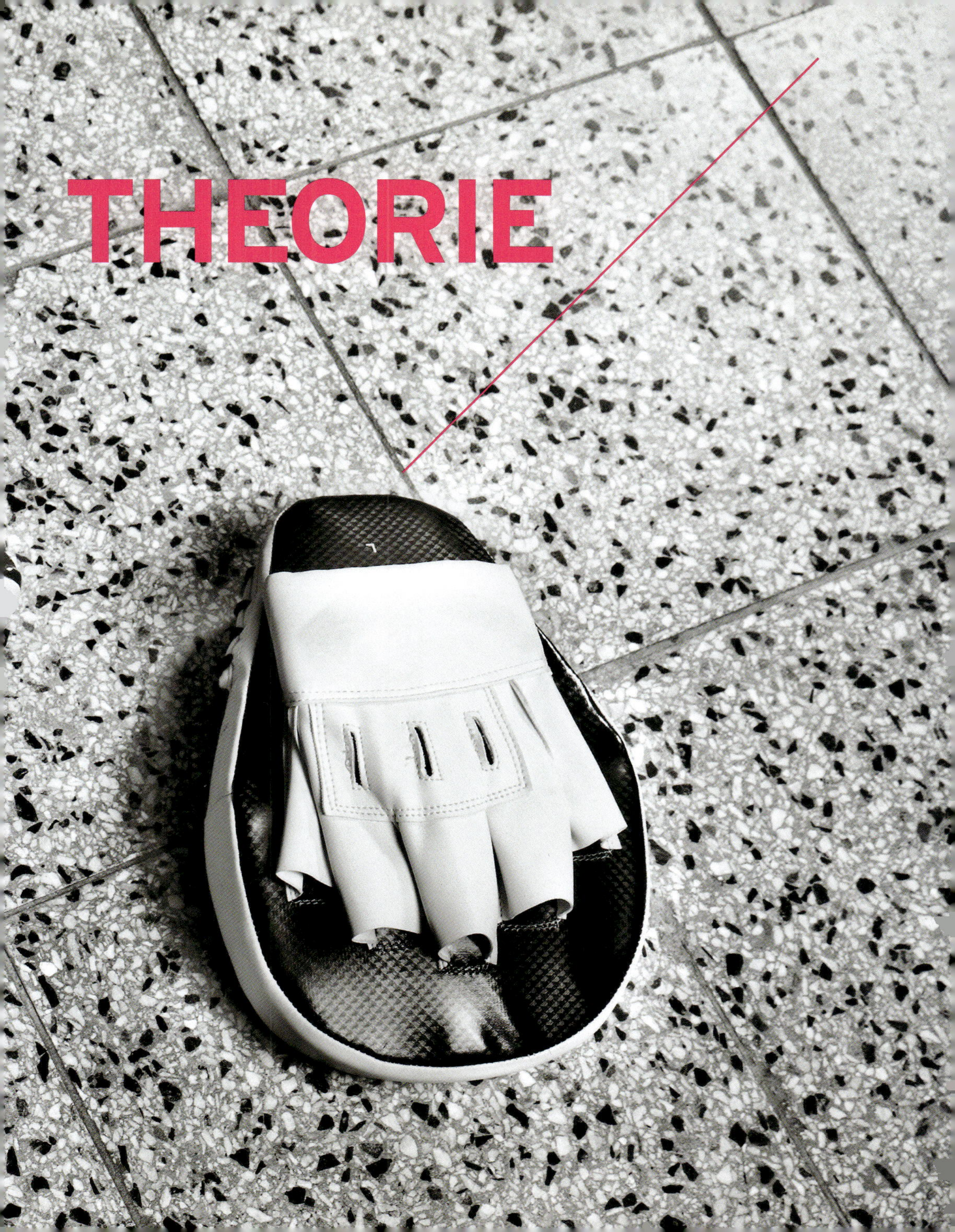

WORKOUT MIT KICK

DU WILLST DEINE FITNESS VERBESSERN, ABNEHMEN, MEHR MUSKELN AUFBAUEN ODER DICH EINFACH »NUR« AUSPOWERN UND DABEI MÖGLICHST VIEL SPASS HABEN? MIT SLIM KICK KANNST DU ALL DAS ERREICHEN – UND NOCH MEHR.

Herkömmlicher Kampfsport wie Boxen oder die asiatischen Kampfsportarten sind auf die Auseinandersetzung mit einem Gegner ausgelegt. Das schreckt viele Leute erst einmal ab: Sie sehen nur das Martialische, nicht den Fitnessaspekt, und trauen sich daher nicht an diese Sportarten heran. Das ist schade, denn für die Fitness und die Körperbeherrschung gibt es nahezu nichts Besseres.

Was fast alle asiatischen Kampfsportarten außerdem gemeinsam haben, ist die Kombination aus Bewegungsabläufen und einer bestimmten geistigen Haltung. Der Respekt vor dem Gegner und die Entwicklung des eigenen Charakters stehen im Vordergrund. Es geht darum, sich und seine Grenzen kennenzulernen. Dazu gehört auch der respektvolle Umgang mit anderen. Das Fundament der Kampfkunst ruht auf traditionellen Werten und einer friedlichen Haltung. Der Kampf ist nur das letzte Mittel zur Selbstverteidigung.

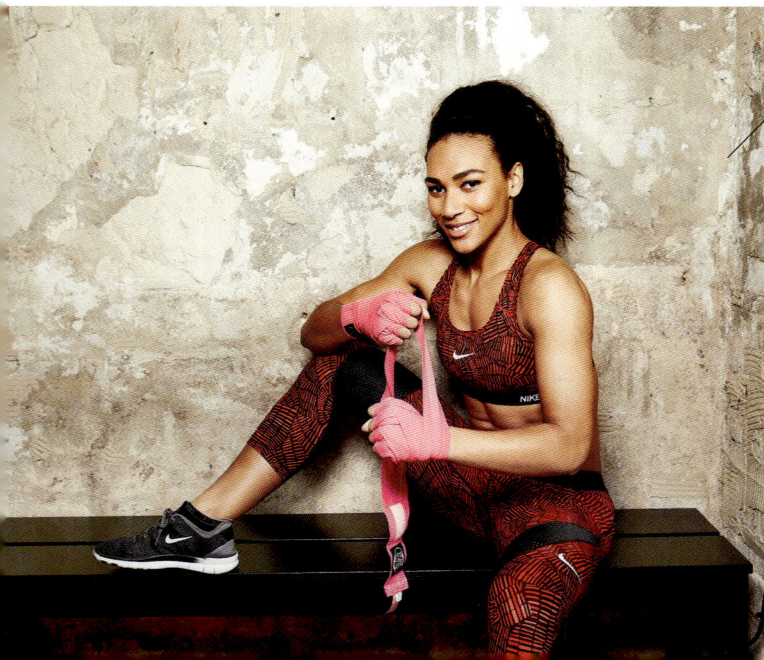

Sport soll die Fitness verbessern, aber keine Quälerei sein. Slim Kick macht Spaß, weil es so abwechslungsreich ist.

WARUM GERADE KAMPFSPORT-FITNESS?

Um mehr Menschen für das umfassende Ganzkörpertraining zu begeistern, kombiniert man seit einiger Zeit Elemente aus dem Kampfsport mit solchen aus dem Fitnesstraining. Vorreiter dieses Trends war Tae Bo, bei dem Bewegungen aus Karate oder Taekwondo mit Aerobic und schneller Musik zusammenfließen. Auch Fitness-Boxen, eine Kombi aus Box-Workout und Fitness, ist in Deutschland inzwischen ziemlich weit verbreitet. Denn man hat erkannt, dass das Kraft-Ausdauertraining für Kampfsportler auf einem sehr hohen Niveau angesetzt ist. Und dass davon auch diejenigen profitieren, die keinen »echten« Kampfsport ausüben wollen.

Auch Slim Kick ist eine Kombination aus Ganzkörperfitness und Kampfsportelementen. Es ist ein ganzheitliches Training für Körper, Geist und Seele, das für jeden geeignet ist und mit dem du in jedem Alter beginnen kannst.

Beim Slim-Kick-Workout kommen viele unterschiedliche und interessante Elemente zum Einsatz. Die Übungen sind schnell und erfordern eine gehörige Portion Konzentration. Denn gerade am Anfang ist es sehr wichtig, die Bewegungen nicht zu hektisch auszuführen, auch wenn das Tempo dich vielleicht dazu verleitet. Aber es kommt auf die Genauigkeit an. Die Bewegungen müssen sauber sein. Führe die Kicks und Punches mit Kraft und Bedacht aus. Sobald dir das gut gelingt, kannst du an deinem Tempo arbeiten und den Schwierigkeitsgrad steigern. Denn nur wenn du die Bewegungen mit Nachdruck, Konzentration und Durchhaltevermögen ausführst, werden sich langfristige und nachhaltige Ergebnisse einstellen. Und die sind äußerst vielfältig. Sieh selbst!

GANZKÖRPERTRAINING

Slim Kick ist kein isoliertes Muskeltraining. Konzentrierte Kraftausdauer ist mehr gefragt als Maximalkraft. Du musst die Bewegung in jeder Faser spüren, nur dann wirst du lernen, was ihre tiefere Bedeutung ist. Der Weg ist das Ziel.

SCHULE DEINE KOORDINATION

Wie wichtig eine gute Koordination ist, wird häufig unterschätzt. Dabei benötigst du sie in ganz vielen Belangen des Alltags, zum Beispiel wenn du eine hohe Leiter hinaufkletterst oder mit sperrigen Dingen bepackt eine Treppe nach oben oder unten steigst. Auch beim gleichzeitigen Gehen und SMS-Schreiben ist eine hohe Koordinationsfähigkeit gefragt. Oder wenn du mit Einkaufstaschen beladen Rad fährst.

In all diesen Situationen muss dein Körper verschiedene Informationen gleichzeitig verarbeiten. Deine Augen empfangen visuelle Reize wie Höhe, Weite und Größenverhältnisse und leiten sie an das Gehirn weiter. Dort treffen sie auf die Infos, die von den anderen Sinnesorganen aufgenommen werden. Das Gehirn verarbeitet alle Signale und leitet eine daran angepasste motorische Bewegung ein. Wenn das Zusammenspiel nicht funktioniert, stürzt du und verletzt dich womöglich sogar. Je mehr du dagegen deine Koordination trainierst, desto leichter fallen dir solche Dinge im Alltag.
Mit Slim Kick schulst du deine Koordination, weil du gleichzeitig verschiedene Bewegungen ausführst. Auge-Hand-Koordination, Arm-Bein-Koordination, der Wechsel der Seiten von rechts nach links: Du trainierst ständig gegengleich und gleichzeitig. Das kann zu Beginn etwas verwirrend sein, denn es bedeutet nicht nur körperliche Arbeit, sondern auch Arbeit für dein Gehirn, das die ganzen Signale auswerten und in Körperbewegungen umsetzen muss. Ein monotones Training mit immer gleichen Bewegungsabläufen dagegen, zum Beispiel Joggen oder Schwimmen, bringt dich zwar auch in der körperlichen Fitness weiter. Aber deine Koordination wird dabei nicht so sehr gefördert.

ERHÖHE DEINE KONZENTRATION

Genau wie die Koordinationsfähigkeit benötigst du deine Konzentration nicht nur beim Sport, sondern in allen Belangen des Alltags. Und in der heutigen Zeit, in der so viele Dinge gleichzeitig passieren, ist es gar nicht so einfach, sich zu konzentrieren. Unser Alltag ist von Stress und Hektik geprägt, Lärm und unzählige Reize lenken uns ständig ab. Mal klingelt das Telefon, dann kommt eine E-Mail rein und ein Kollege fragt zwischendurch etwas. Es gibt Verkehrslärm, Baustellenkrach, Menschen, die lautstark in öffentlichen Verkehrsmitteln telefonieren. Und dann ist da noch die »Dauerbeschallung« durch TV, Radio, Internet, Smartphones und soziale Medien. Der moderne Mensch ist ganz schön aktiv. Und das Schlimme daran ist, dass er sich dessen gar nicht bewusst ist, weil so vieles nebenher passiert. Er macht drei Sachen gleichzeitig, aber keine davon richtig.

Bei Slim Kick geht es nicht um Schnelligkeit und Multitasking, sondern darum, bewusst eine Auszeit vom hektischen Alltag zu nehmen. Du konzentrierst dich nur auf deinen Körper und deine Übung. Du sammelst dich, kommst zur Ruhe, findest deine Mitte – und erst dann geht es los.

Dein Geist muss zur Ruhe kommen. Lass die lästigen Gedanken los, die dich den ganzen Tag über begleiten. Was muss ich noch einkaufen? Wen muss ich noch anrufen? Welche Termine stehen morgen an? Egal! In diesem Moment zählt nur eins: du und dein Workout. Je besser du dich konzentrieren kannst, umso effektiver wird das Training für dich sein. Und du kannst die geistige Fokussierung sogar in deinen Alltag mitnehmen. Wenn du regelmäßig übst, wirst du merken, dass es dir auch sonst leichter fällt, dich zu konzentrieren.

BAUE STRESS AB ...

Viele Menschen tun sich schwer, einen Ausgleich zum unruhigen Alltag zu finden. Häufig suchen sie die Entspannung in Beschäftigungen, die genauso stressig sind wie ihr Job. Sie stopfen ihre spärliche Freizeit voll mit Unternehmungen, Verabredungen und Terminen. Bei den wenigsten sind sie mit sich und ihren Gedanken allein.

An- und Entspannung werden im Körper über das vegetative Nervensystem gesteuert. Der Sympathikus übernimmt bei Stress die Führung und hält den Organismus leistungsbereit. Um Stress abzubauen, muss der »Erholungsnerv« aktiviert werden, der Parasympathikus. Der aber hat gegenüber dem Sympathikus häufig das Nachsehen. Bei vielen Menschen ist der Sympathikus öfter erregt als der Parasympathikus, was zu Unausgeglichenheit führen kann. Der Körper ist ständig in Alarmbereitschaft. Die Organe mobilisieren Kraftreserven, das Herz schlägt schneller, die Atmung wird flacher. Aber wenn die Organe keine Chance haben, wieder runterzufahren und zu entspannen, macht der Stress auf Dauer krank. Magen-Darm-Beschwerden oder Herz-Kreislauf-Erkrankungen lassen nicht lang auf sich warten.

Mit Slim Kick erlebst du eine gesunde Art der An- und Entspannung. Als Reflex auf die bewusste Anspannung wird der Parasympathikus aktiv. Gleichzeitig schüttet das Gehirn beim

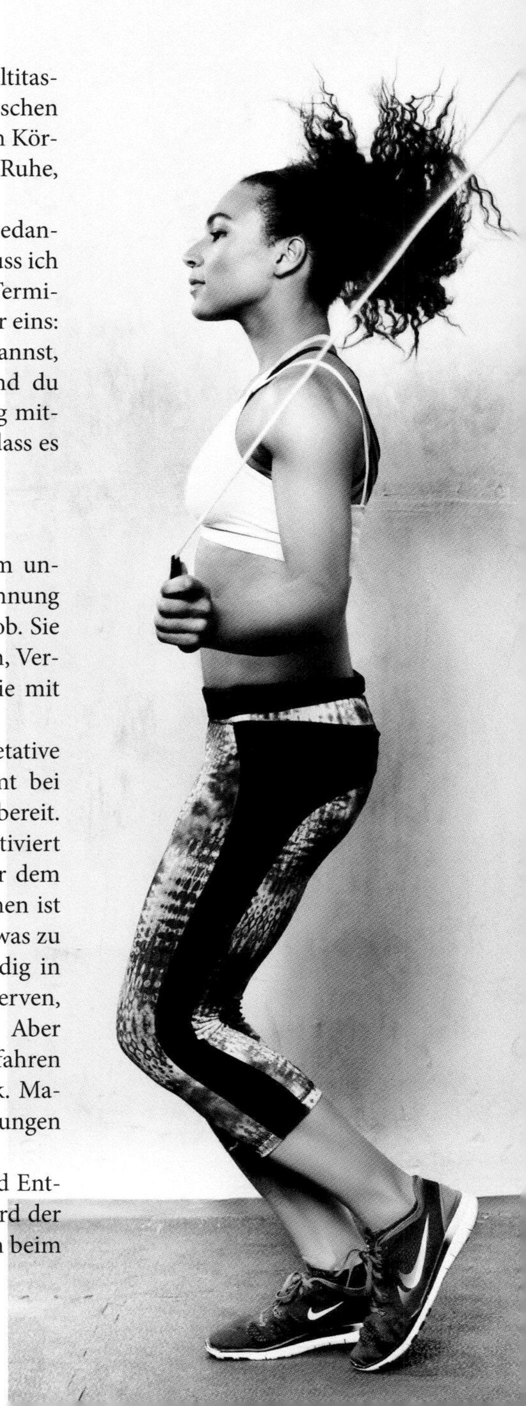

Training Hormone wie Dopamin, Serotonin und Endorphine aus, die sich positiv auf den Stressabbau auswirken und für allgemeines Wohlbefinden sorgen.
Klar, Sport ist generell gut, um Stress abzubauen. Bei Slim Kick kommt ein weiterer Aspekt hinzu: Du kannst bildlich gesprochen deine Probleme vermöbeln und deine negative Energie einfach abschütteln. Du tust damit niemandem weh.

… UND MEHR MUSKELN AUF

Vielleicht kennst du das: Du meldest dich voller guter Vorsätze im Fitnessstudio an. Aber schon nach zwei Monaten langweilst du dich dort und irgendwann gehst du gar nicht mehr hin. Meistens vergisst man dann auch noch, sich wieder abzumelden oder man kann den Vertrag gar nicht frühzeitig auflösen. Also bezahlt man weiter brav seinen Mitgliedsbeitrag. Für nichts. Ziemlich ärgerlich.
Leider ist es tatsächlich so, dass man im Fitnessstudio meistens gar keine andere Wahl hat, als an den Geräten zu trainieren, wenn man mehr Muskeln aufbauen will. Das ist nicht besonders abwechslungsreich und vor allem keine große Herausforderung für die geistigen Fähigkeiten. Die Abläufe sind selten dynamisch, sondern eher statisch. Viele Bewegungen sind geprägt durch ständige Wiederholungen und erfordern mit der Zeit sogar immer weniger Konzentration oder Koordination. Schließlich sind es die Maschinen, die die Körperbewegungen vorgeben.
Ein zweites Manko: Du trainierst erst die Arme, dann die Beine, anschließend den Bauch und schließlich den Rücken – immer schön eins nach dem anderen. Für jeden Körperbereich gibt es ein eigenes Gerät. Muskeln werden aber am besten im Verbund trainiert. So wie bei Slim Kick. Bei diesem Workout kräftigst du Arme, Beine, Bauch und Rücken nicht isoliert, sondern gleichzeitig. Wenn du zum Beispiel beim Jumpen Punches ausführst, werden deine Arme und Beine gleichermaßen gefordert. Noch dazu sorgen die Bewegungsabläufe wie seitliches Hüpfen und Schläge nach vorne dafür, dass deine Koordination geschult wird. Dein ganzer Körper ist mit dem Ausgleichen verschiedener Kräfte beschäftigt. Das formt den Körper sehr harmonisch.

TIEFE MUSKELN

Slim Kick trainiert auch deine Tiefenmuskulatur. Weil die besonders wichtig für die Stabilität und Flexibilität deiner Wirbelsäule ist, beugst du Rückenbeschwerden vor. Wenn du dagegen mit Gewichten nur die Arme oder Beine trainierst, baust du dort zwar Muskeln auf, die Wirbelsäule wird davon aber nicht unbedingt flexibler. das falsche Training kann durch die starke Muskelverkürzung sogar zur eingeschränkten Beweglichkeit der Wirbelsäule führen, weil die Muskeln verspannen.

Während der Übungen ist dir das vermutlich gar nicht bewusst. Du denkst vielleicht, du würdest gerade eine Übung nur für die Arme oder Beine absolvieren, weil du diese streckst und hochziehst. Aber ohne es zu bemerken, trainierst du dabei noch viele andere Muskelpartien.
Wie hoch die Muskelaktivität durch die vielen sensomotorischen Reize im Training ist, merkst du spätestens dann, wenn sich in den darauffolgenden Tagen an den ungewohntesten Stellen Muskelkater bemerkbar macht. Aber keine Sorge: Je häufiger du trainierst und je mehr sich dein Körper an die neuen Bewegungsabläufe gewöhnt, desto mehr passt sich deine Muskulatur an und du wirst immer seltener Muskelkater bekommen. Vielleicht sogar gar nicht mehr.

VERBESSERE DEINE KONDITION

Herz-Kreislauf-Erkrankungen sind eine der häufigsten Todesursachen in Deutschland. Der Grund dafür ist neben einer ungesunden Ernährung häufig auch zu wenig Bewegung.

Das Tolle an Slim Kick: Du kannst üben, wann und wo du willst. Allein oder mit Partner. Es macht immer Spaß und bringt enorm viel.

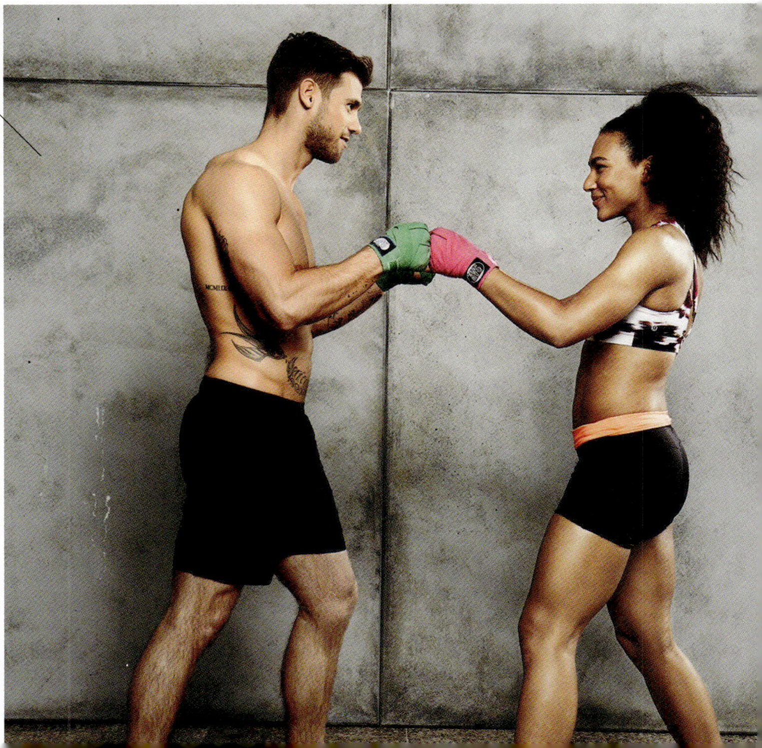

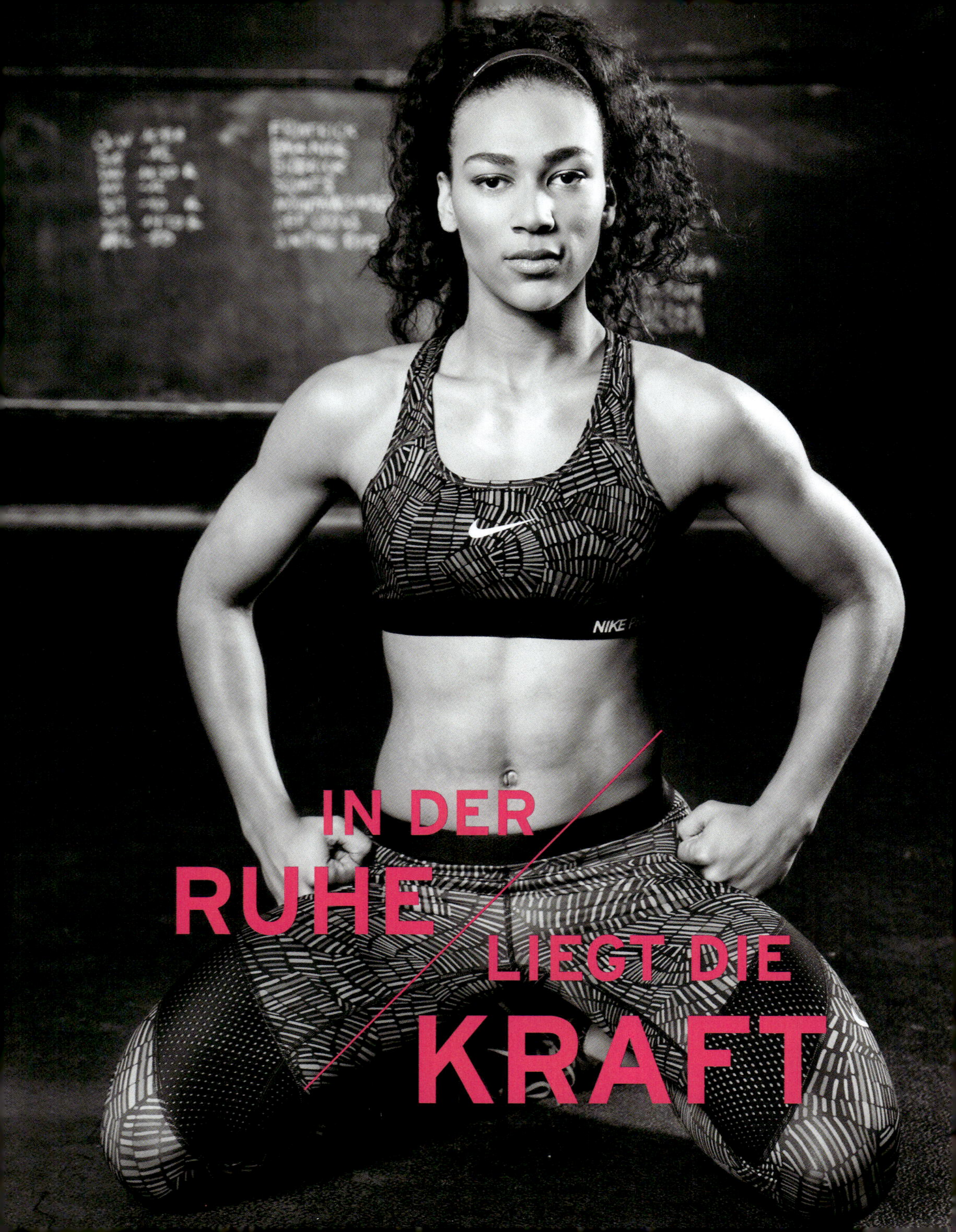
IN DER
RUHE
LIEGT DIE
KRAFT
NIKE

Slim Kick ist ein sehr aktives Workout und somit bestens für ein Ausdauertraining geeignet. Es verbessert deine Kondition und trainiert dein Herz-Kreislauf-System. Dein Ruhepuls sinkt, dein Lungenvolumen nimmt zu, die Sauerstoffzufuhr in den Zellen und der Stoffwechsel verbessern sich.
Durch das ständige Jumpen, Kicken und Punchen bist du das gesamte Workout über in Bewegung. Wenn du Bewegung nicht (mehr) gewöhnt bist, kommst du daher schnell außer Atem. Das gibt sich aber mit der Zeit. Es ist wie beim Treppensteigen: Wenn du Aufzug und Rolltreppe stets links liegen lässt, gewöhnt sich dein Körper daran und du nimmst die Stufen viel entspannter, ohne gleich ins Schwitzen zu kommen.

STOPPE DEN KNOCHENABBAU

Ab einem Alter von etwa 30 Jahren nimmt deine Knochendichte kontinuierlich ab. Das führt dazu, dass im Alter die Knochen leichter brechen und du verletzungsanfälliger wirst. In gewissem Maße ist der Knochenschwund zwar einer der ganz normalen Alterungsprozesse im Körper, aber wie schnell der Prozess fortschreitet, hat auch etwas mit deinem Lebensstil zu tun. Vor ein paar hundert Jahren erkrankten die Menschen seltener an Osteoporose. Warum? Sie waren einfach viel mehr zu Fuß unterwegs, bewegten sich mehr. Heute üben die meisten eine sitzende Tätigkeit aus.

DAS BRINGT DIR SLIM KICK

- **Mehr Kraft und Fitness.**
- **Durch die geistige Fokussierung beim Kampfsport lernst du, dich genau auf dein Workout vorzubereiten und auf deinen Körper zu konzentrieren.**
- **Du bringst Körper und Geist in Einklang, was die Gefahr von unbedachten oder falschen Bewegungen ausschließt.**
- **Du schulst deine Konzentrationsfähigkeit, bekommst ein besseres Körpergefühl und kannst deine eigenen Kräfte und Grenzen besser einschätzen.**
- **Du lernst, deinen Körper besser zu beherrschen.**

LEG EINFACH LOS!

Die Grundlage für die Knochendichte wird bereits im Kindes- und Jugendalter gesetzt. Wer schon früh Sport treibt, erhöht daher seine Knochendichte und erhält sie auch länger. Du kannst dem Abbau aber auch später noch jederzeit entgegenwirken. Es ist nie zu spät, mit Slim Kick anzufangen.

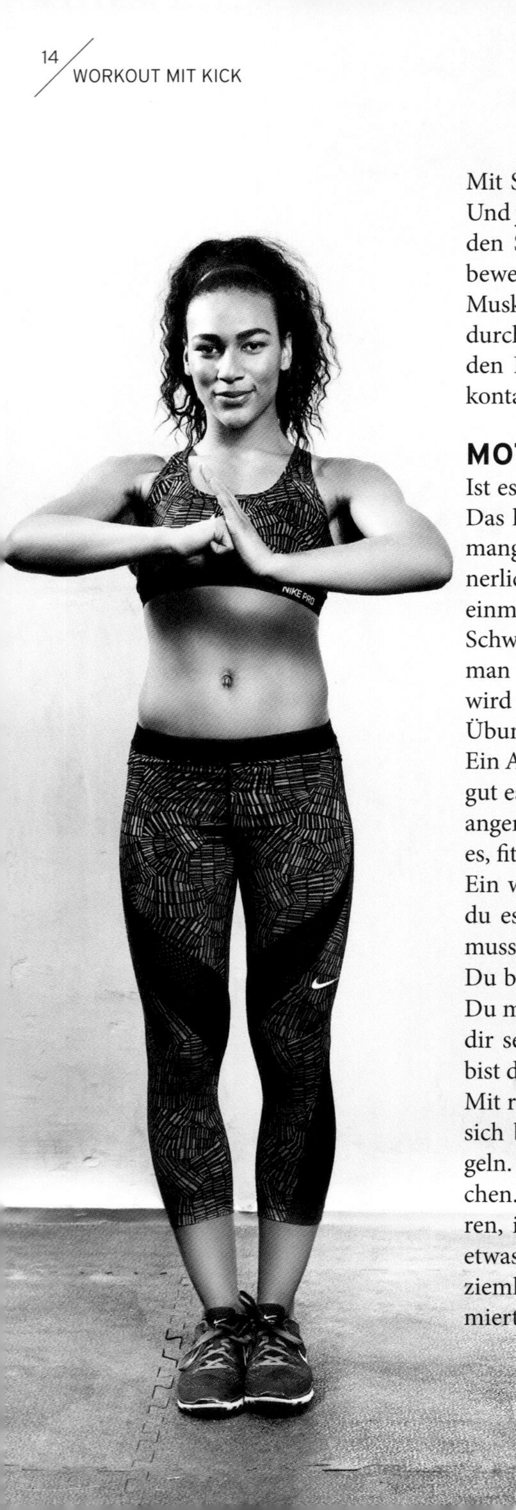

Mit Slim Kick kannst du aktiv etwas dagegen unternehmen. Und je früher du damit anfängst, desto besser. Der Grund? An den Stellen, an denen der Körper häufig Druck- und Zugbewegungen erfährt, wird die Knochendichte erhöht. Weil die Muskeln, die an den Knochen ansetzen, unter Bewegung durch die Kraftübertragung der Sehnen einen starken Zug auf den Knochen ausüben. Vor allem Bewegungen mit Bodenkontakt sind dafür ideal.

MOTIVATION IST ALLES

Ist es dir bisher nicht gelungen, regelmäßig Sport zu treiben? Das liegt vermutlich, wie bei den meisten Menschen, an der mangelnden Motivation. Du hast einfach noch nicht verinnerlicht, dass du dich sofort besser fühlst, wenn du dich erst einmal aufgerafft hast. Wie froh du dann bist, deinen inneren Schweinehund überwunden zu haben. Aber auch das kann man lernen. Und je häufiger es dir gelingt, desto einfacher wird es mit der Zeit. Auch bei der Selbstmotivation macht Übung den Meister.

Ein Ansporn können positive Gedanken sein. Stell dir vor, wie gut es dir nach dem Training gehen wird. Wie entspannt und angenehm sich dein Körper anfühlen wird. Stell dir dein neues, fitteres, schlankeres Ich vor.

Ein weiterer Motivationsvorteil beim Fitness-Boxen ist, dass du es ganz einfach in deinen Alltag integrieren kannst. Du musst nicht in ein Studio und auch nicht bei Regen raus. Du bist flexibel, kannst mal morgens, mal abends trainieren. Du musst dich nicht nach anderen richten, sondern nur nach dir selbst. Dein Workout findet statt, wenn du es willst. Du bist dafür verantwortlich.

Mit realistischen Zielen, die du auch schaffen kannst, werden sich bald Erfolgserlebnisse einstellen, die dich weiter beflügeln. Gerade am Anfang ist es wichtig, kleine Schritte zu machen. Wenn du dir vornimmst, ab heute jeden Tag zu trainieren, ist das eher unrealistisch. Die Wahrscheinlichkeit, dass etwas dazwischenkommt oder du einfach keine Lust hast, ist ziemlich hoch. Dadurch sind Frust und Ärger vorprogrammiert. Nimm dir lieber weniger vor als zu viel.

Es ist auch völlig okay, wenn du mal keine Lust auf dein Workout hast. Wichtig ist, dass du dann nicht gleich komplett aufgibst. Akzeptiere es und trainiere dafür an einem anderen Tag. Sieh es als Herausforderung: Hast du dir zum Beispiel vorgenommen, einmal die Woche zu trainieren, und du schaffst es zweimal, steht es 1:0 gegen deinen inneren Schweinehund.

MENTALES TRAINING

Auch wenn du hoch motiviert bist, musst du das Training vielleicht ab und zu ausfallen lassen, zum Beispiel wenn du krank bist. Das ist überhaupt kein Grund, ein schlechtes Gewissen zu haben, und muss auch kein Rückschritt sein. Du kannst trotzdem etwas für deine Fitness tun. Indem du mental trainierst. Dazu suchst du dir einen ruhigen Platz, an dem dich nichts ablenkt. Wie beim echten Workout auch. Dann schließt du die Augen und gehst die einzelnen Übungen in Gedanken Schritt für Schritt durch.
Mentales Training ist eine Vorstellungsübung (Visualisierung), die körperliche Reaktionen hervorruft, obwohl du die Situation nicht real erlebst. Unbewusst machst du das vermutlich beinahe täglich. Zum Beispiel, wenn du eine unangenehme Situation in Gedanken durchspielst, um dich auf den »Ernstfall« vorzubereiten. Du stellst dir dann vor, was du sagen würdest, wie du dich verhalten würdest. Und obwohl es noch gar nicht so weit ist, lösen oft allein die Gedanken verstärktes Schwitzen, Herzklopfen und Unwohlsein aus.
Du kannst diese innere Vorstellungskraft auch ganz gezielt für dich nutzen, indem du dir etwas Schönes vorstellst, zum Beispiel dein Workout. Beim mentalen Slim-Kick-Training übt dein Gehirn die Bewegungsabläufe, die du für dein Workout benötigst. Stell dir vor, wie fit und schlank es dich machen wird. Erlebe die positiven Gefühle, die damit verbunden sind. Dein Gehirn unterscheidet nicht zwischen tatsächlich erlebten und eingebildeten Emotionen. Je öfter du also positive Gedanken trainierst, desto selbstbewusster und stärker wirst du. Und wenn du dein Workout mental trainierst, hältst du auch bei Zwangspausen dein Trainingsniveau.

DIE AUSRÜSTUNG

Du benötigst für das Slim-Kick-Workout keine besonderen Hilfsmittel. Bequeme Kleidung ist alles, was du brauchst. Falls du möchtest, kannst du ein Springseil nutzen, um zusätzlich auch deine Ausdauer zu trainieren. Aber das ist nur eine Möglichkeit. Konzentriere dich auf deinen Körper. Falls du häufiger mit einem Partner trainieren möchtest, könnt ihr euch Pratzen oder Schlagpolster besorgen. Damit lassen sich kraftvollere Schläge ausführen, ohne dass ihr euch verletzt. Ein passendes Workout für zwei findest du übrigens ab Seite 52.

PRAXIS

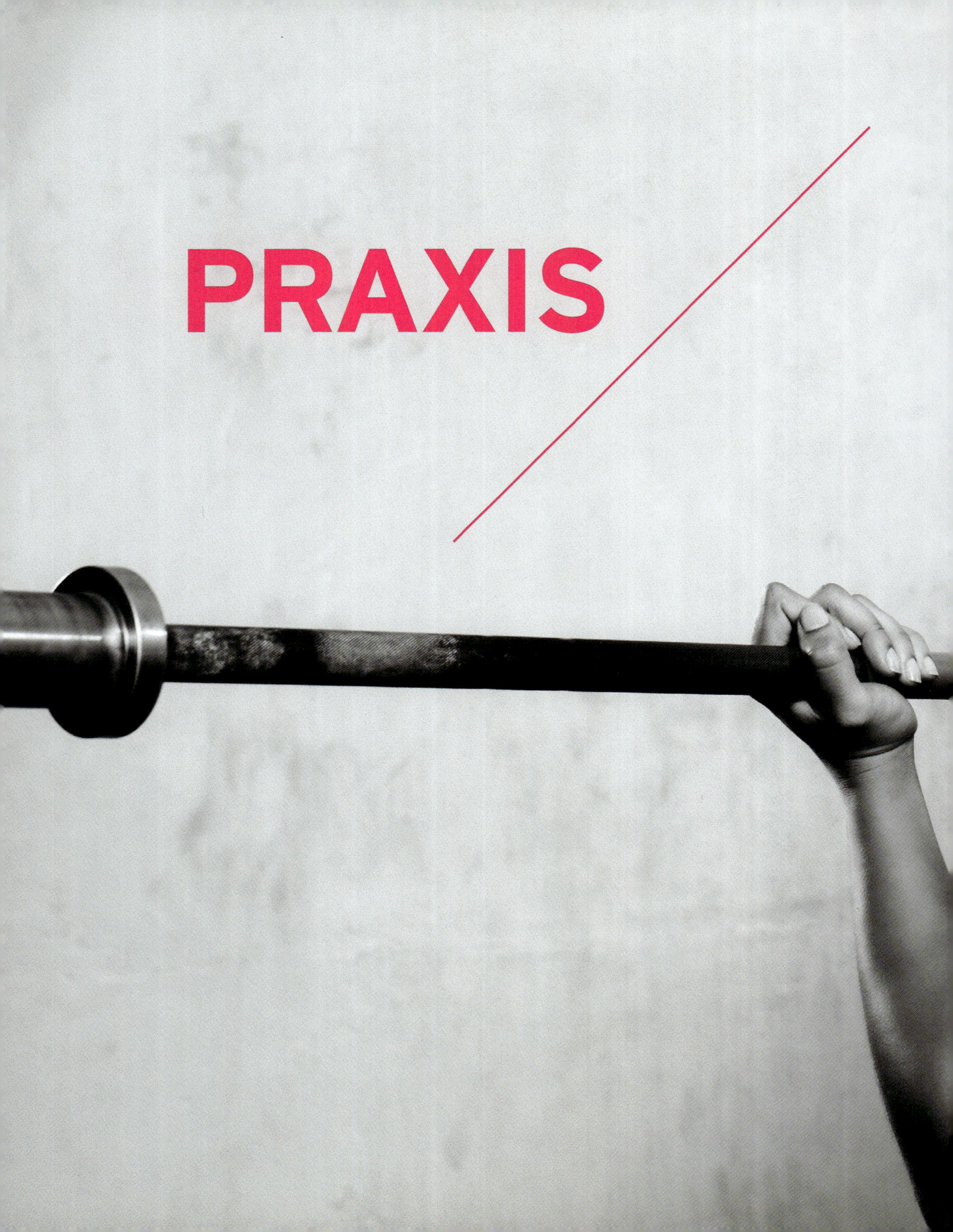

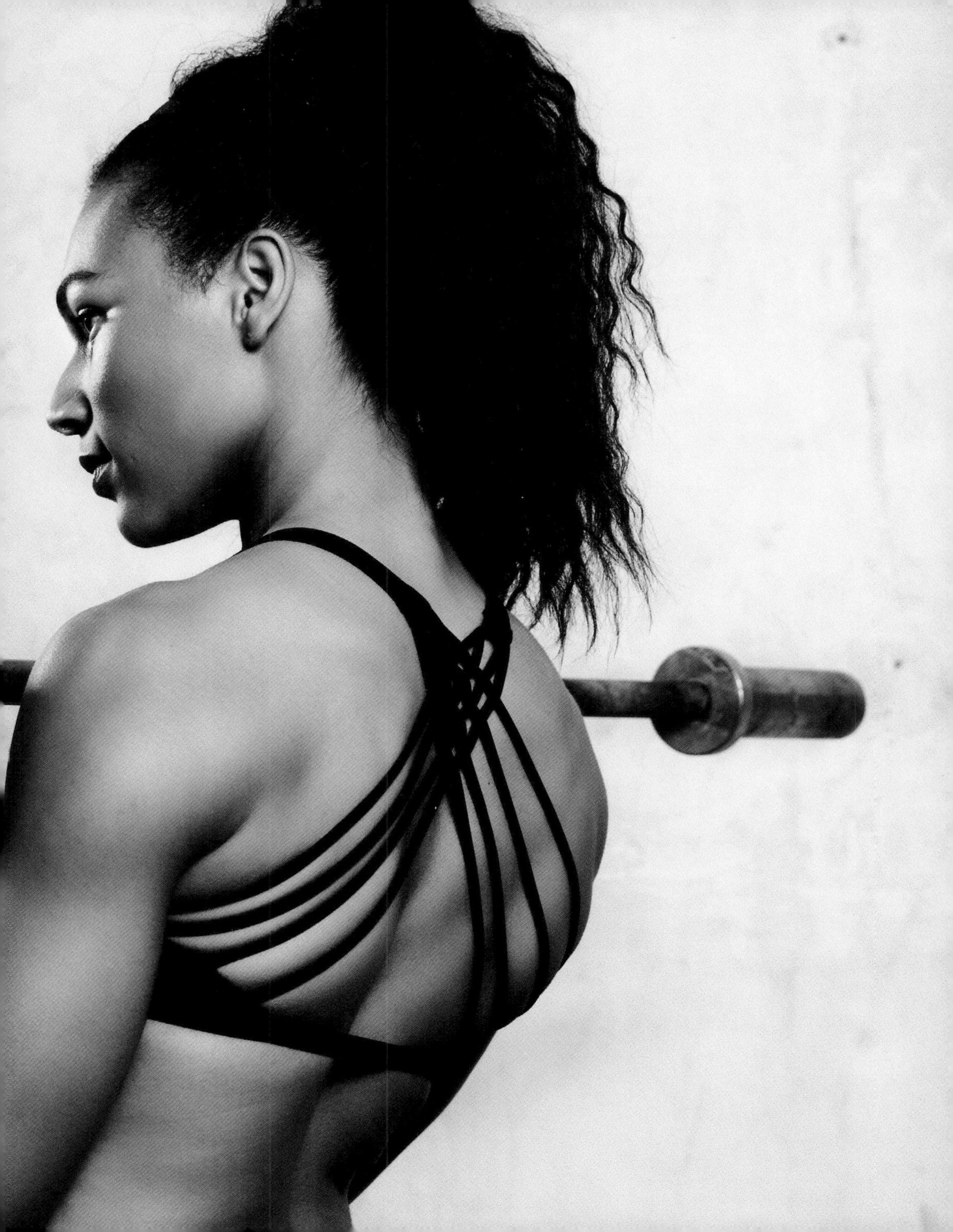

WARM-UP

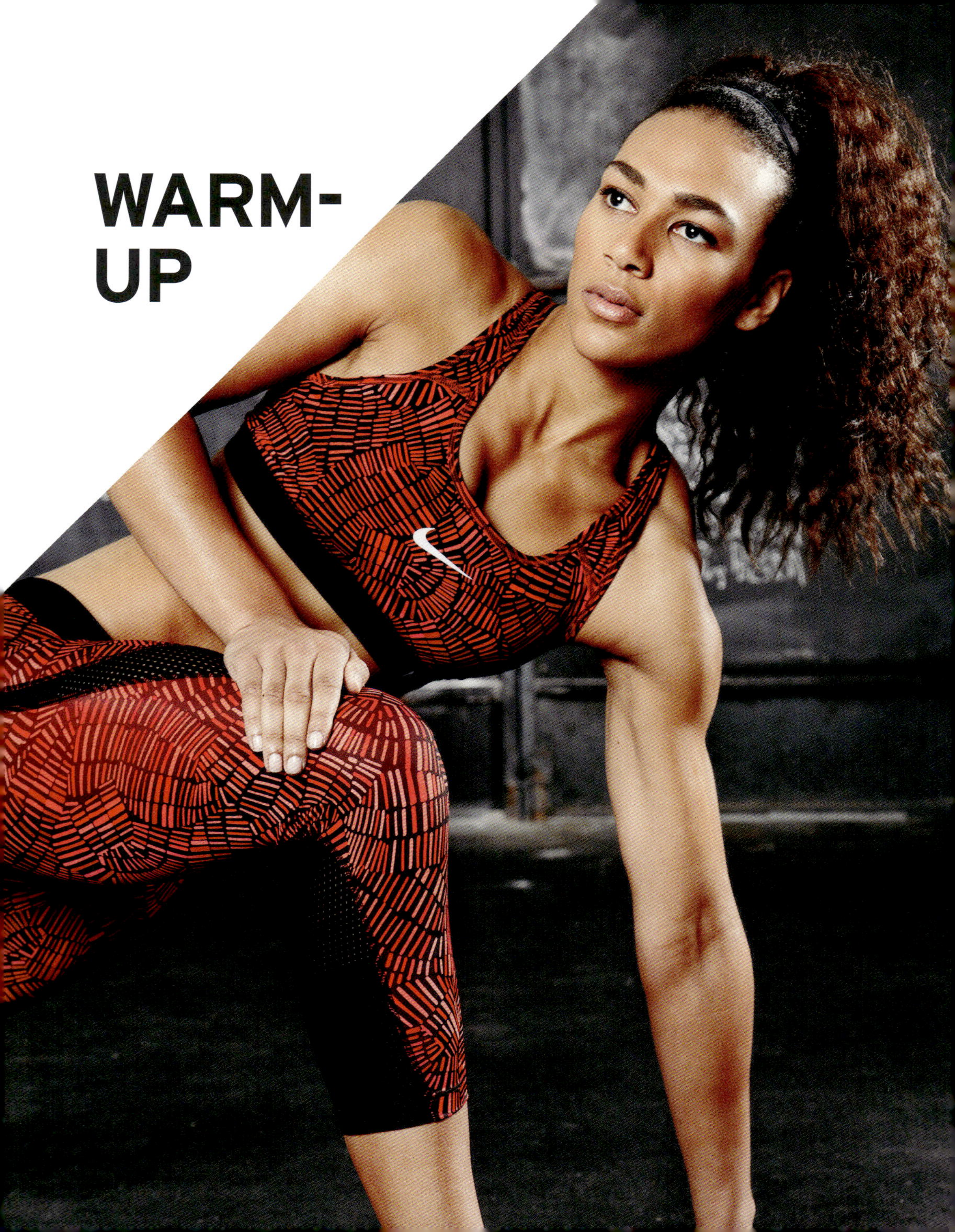

Das Slim-Kick-Workout beginnt mit einem dynamischen Stretching als Warm-up. Das ist wichtig, um die Muskeln langsam auf das Training vorzubereiten. Zum einen fühlt sich der Körper gerade am Ende des Tages durch langes Sitzen oder Stehen häufig steif und unflexibel an. Ein leichtes Stretching wirkt dann wie eine Massage auf die Muskeln und macht sie trainingsbereit. Zum anderen benötigst du die kurze Zeit der Vorbereitung für die geistige Fokussierung. Durch das Warm-up nimmst du deinen Körper wieder bewusst wahr. Vielleicht spürst du an der ein oder anderen Stelle einen Schmerz oder eine Verspannung. In der Hektik des Alltags gehen solche Signale des Körpers leicht unter. Jetzt kannst du dich deinem Körper zuwenden und ihm die Aufmerksamkeit geben, die er verdient hat. Du tust ganz bewusst etwas für dich. Genieße dieses positive Gefühl.
Was beim Warm-up ganz wichtig ist: Gehe immer nur so weit in die Dehnung, wie es für dich angenehm ist. Etwas spüren darfst du dabei schon: Ein leichter bis moderater Dehnungsschmerz ist erwünscht und auch notwendig. Wenn du häufiger trainiert hast, wirst du merken, dass dir auch das Dehnen leichter fällt und dass deine Muskeln insgesamt geschmeidiger und dehnbarer werden.

SAMMLE DICH

Bevor du mit dem Warm-up beginnst, nimmst du eine bequeme, meditative Haltung ein, um dich mental auf die nachfolgenden Übungen einzustellen. Der Schneider- oder Fersensitz etwa ist dazu gut geeignet. Lass je nach Bedarf im Hintergrund entspannende Musik laufen. Relax!
Schließe deine Augen und atme ruhig ein und aus. Konzentriere dich darauf, wie dein Atem sanft in dich hinein- und wieder aus dir herausströmt. Versuche, deine Gedanken nach innen zu richten. Lass den Alltagsstress aus dir herausfließen. Wenn du dich bereit fühlst, öffnest du deine Augen, stellst dich mit geraden Beinen und aufrechter Wirbelsäule hin und beginnst mit dem Warm-up.

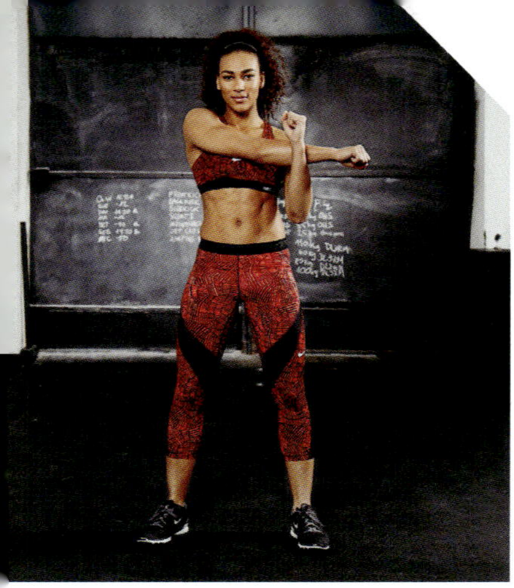

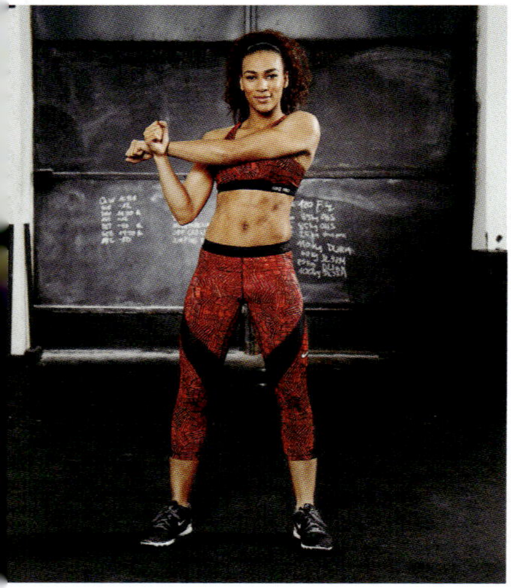

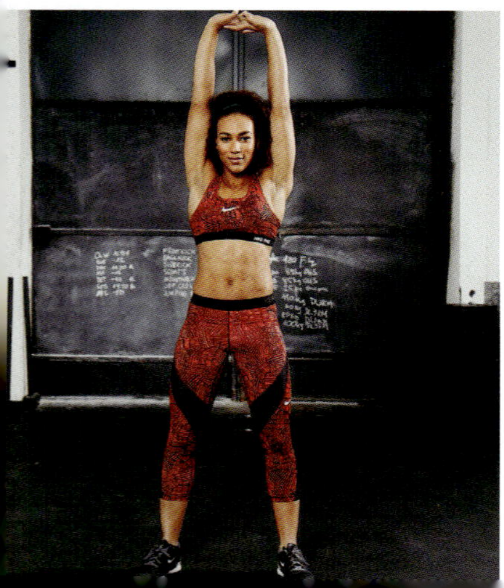

AUFWÄRMEN

STRETCHING

Mit den folgenden Übungen dehnst du deine Muskeln sanft und dynamisch, um sie optimal auf das anschließende Training vorzubereiten. Führe die sechs Übungen möglichst fließend nacheinander aus. Nach dem letzten Stretch richtest du dich auf und atmest noch einmal tief ein und aus. Schon bist du bereit für dein Slim-Kick-Workout.

1. DIE OBERARME DEHNEN

1 Führe den rechten gestreckten Arm vorne über die Brust zur linken Seite.

2 Ziehe den Arm mit deiner linken Hand noch näher zu dir heran, um die Dehnung zu intensivieren. Halte die Dehnung für 10 Sekunden (Bild oben).

3 Wechsle anschließend die Seite und ziehe den linken Arm nach rechts. Wieder 10 Sekunden halten (Bild Mitte).

2. DIE RÜCKENMUSKULATUR DEHNEN UND DEN BRUSTKORB ÖFFNEN

1 Hebe beide Arme gestreckt über den Kopf nach oben. Verschränke die Finger ineinander. Lass den Rücken gerade, mach dich groß und atme dabei tief ein (Bild unten).

2 Halte die Dehnung ein paar Sekunden, lass wieder locker und ziehe dich danach erneut nach oben.

3. DIE BEINRÜCKSEITEN UND DIE RÜCKENMUSKULATUR DEHNEN

1 Strecke die Arme nun nach unten Richtung Boden, die Beine stehen dabei etwa hüftbreit auseinander.

2 Lege deine Hände vor dir auf dem Boden ab. Wenn du das nicht schaffst, versuche zumindest, den Boden mit den Fingern zu berühren. Etwa 10 Sekunden halten (Bild oben).

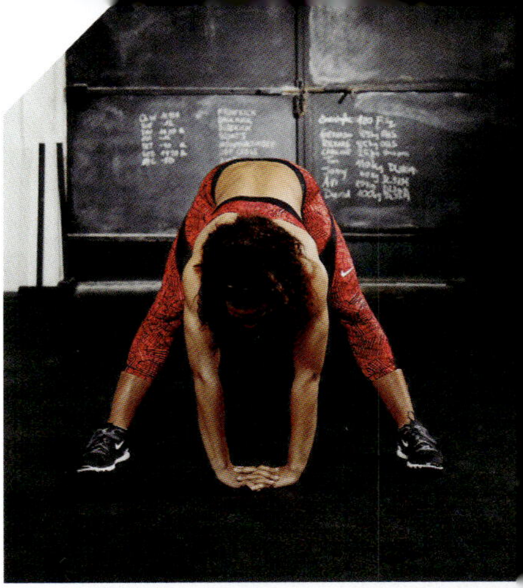

4. DIE BEININNENSEITEN UND DEN RÜCKENSTRECKER DEHNEN

1 Es geht ohne Unterbrechung weiter: Lass die Hände vor dir auf dem Boden liegen. Die Beine sind immer noch etwas auseinander. Die Wirbelsäule ist möglichst gerade.

2 Führe nun beide Hände zum rechten Knöchel. Ziehe den Kopf in Richtung rechtes Knie, stütze dich eventuell mit der rechten Hand über dem Knie ab und halte diese Position für 10–20 Sekunden (Bild Mitte).

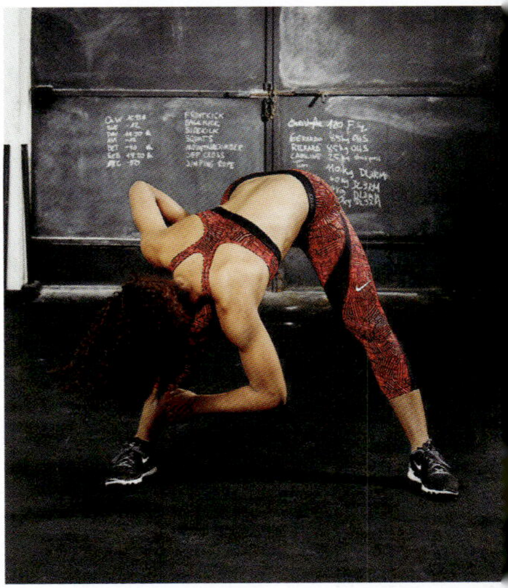

3 Anschließend wanderst du mit deinen Händen zum linken Fuß und ziehst den Kopf in Richtung linkes Knie (Bild unten). Halte die Dehnung abermals für ein paar Sekunden und richte dich dann langsam Wirbel für Wirbel wieder auf.

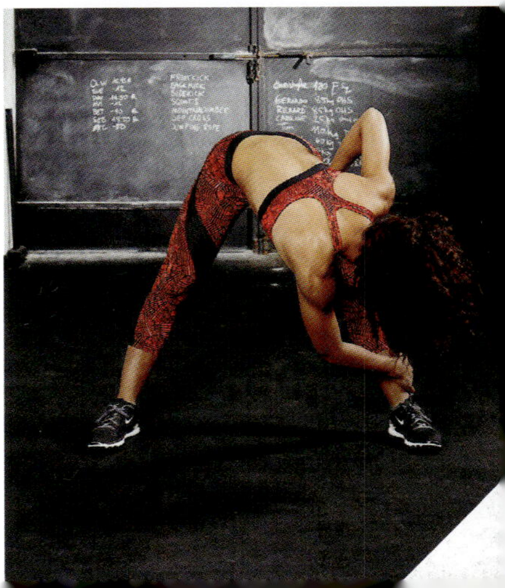

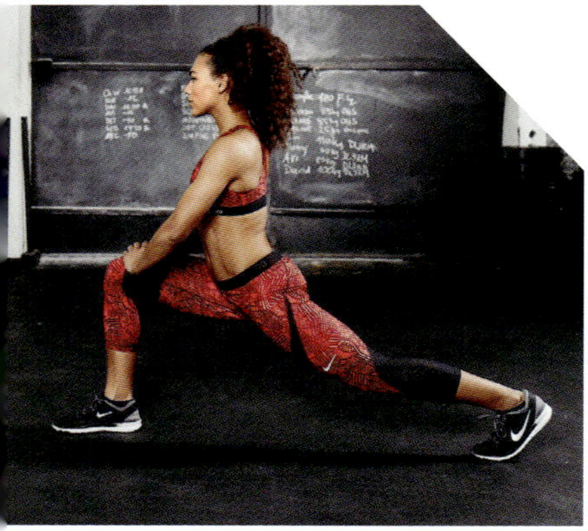

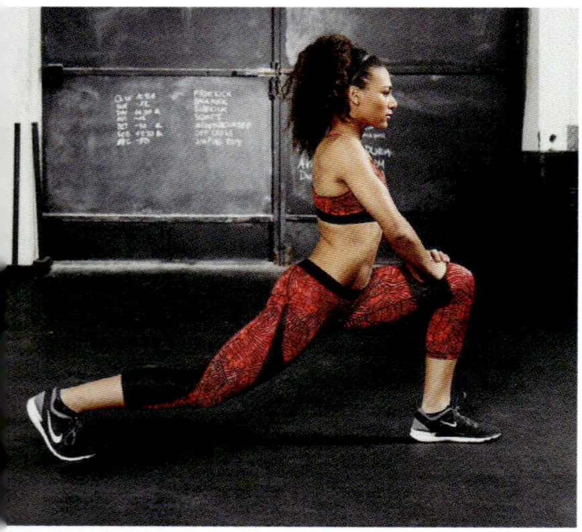

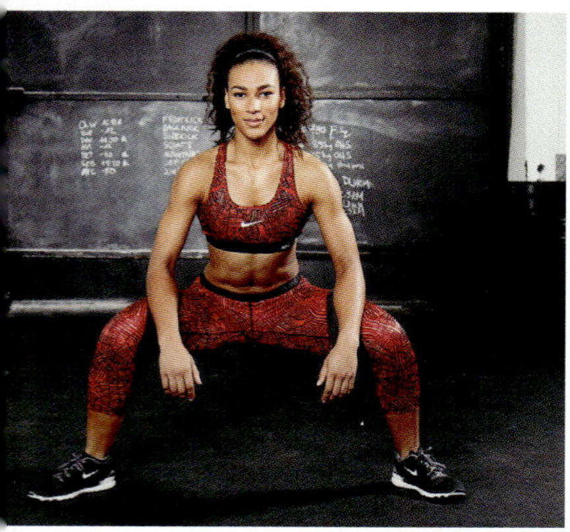

5. DIE VORDERE OBERSCHENKEL- UND DIE GESÄSSMUSKULATUR DEHNEN

1 Stelle dich aufrecht hin, die Beine sind parallel etwa hüftbreit auseinander. Drehe dich jetzt aus der Hüfte nach rechts. Das rechte Bein ist angewinkelt, das Knie ragt aber nicht über den Fuß hinaus. Das linke Bein ist gerade nach hinten gestreckt. Für mehr Stabilität kannst du dich mit den Händen auf dem rechten Knie abstützen.

2 Lass die Hüfte dynamisch nach unten sinken und halte die Spannung für einige Sekunden. Du kannst so tief gehen, wie es für dich angenehm ist (Bild oben).

3 Wiederhole das Ganze zur anderen Seite: Die linke Hüfte eindrehen, das linke Bein ist angewinkelt, das rechte nach hinten gestreckt. Und wieder runter … (Bild Mitte)

6. DIE BEININNENSEITEN DEHNEN

1 Stelle die Beine weit auseinander, gehe in die Hocke und bringe dabei den Po nach unten.

2 Lege die Arme locker auf den Beinen ab.

3 Versuche nun, mit den Armen die Beine noch weiter auseinanderzudrücken. Halte die Dehnung für einige Sekunden aufrecht. Die Intensität kannst du dabei selbst steuern, je nachdem, wie stark du dagegendrückst (Bild unten).

4 Wenn du dich noch nicht genug gedehnt fühlst, kannst du das Ganze noch einmal wiederholen.

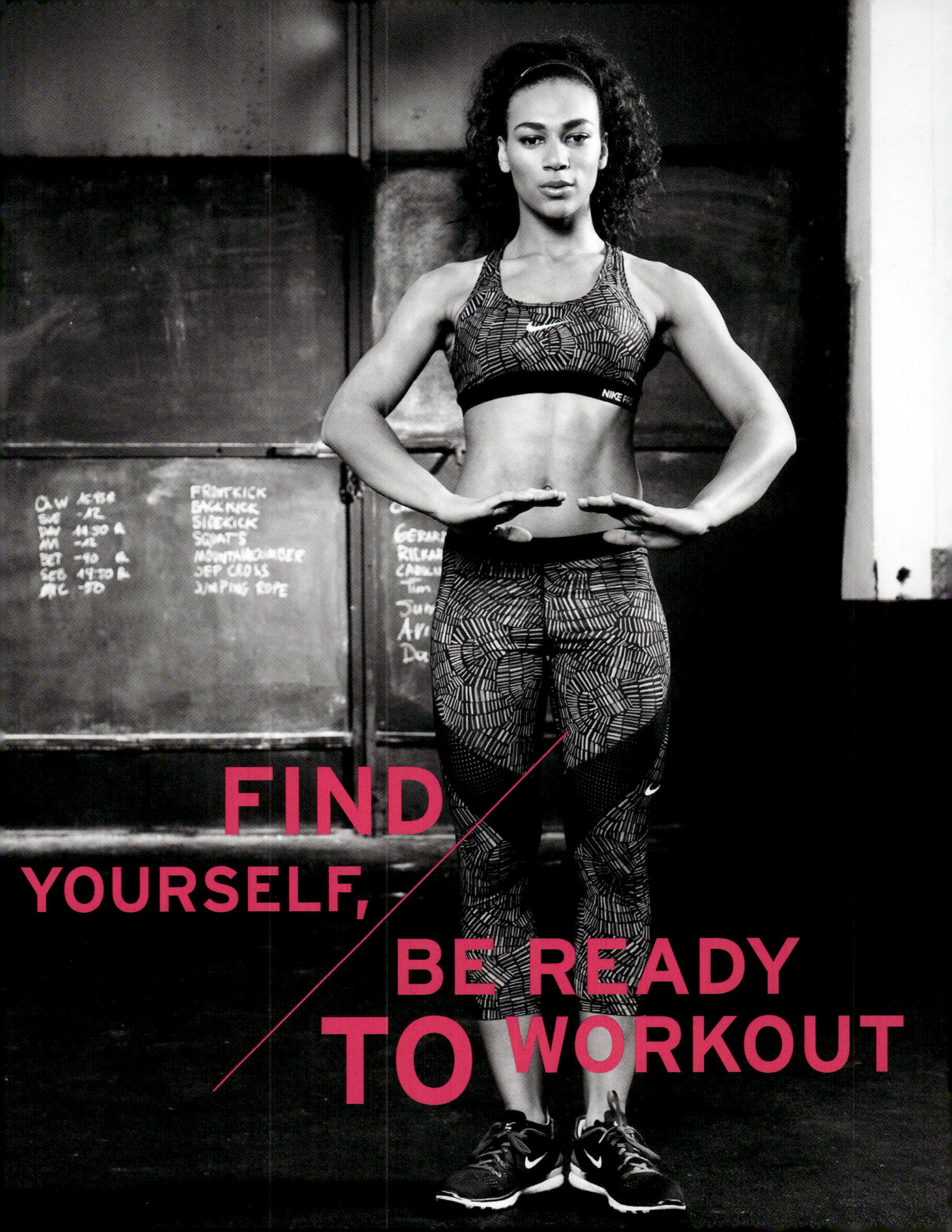
FIND
YOURSELF,
BE READY
TO WORKOUT

WORK-OUT I

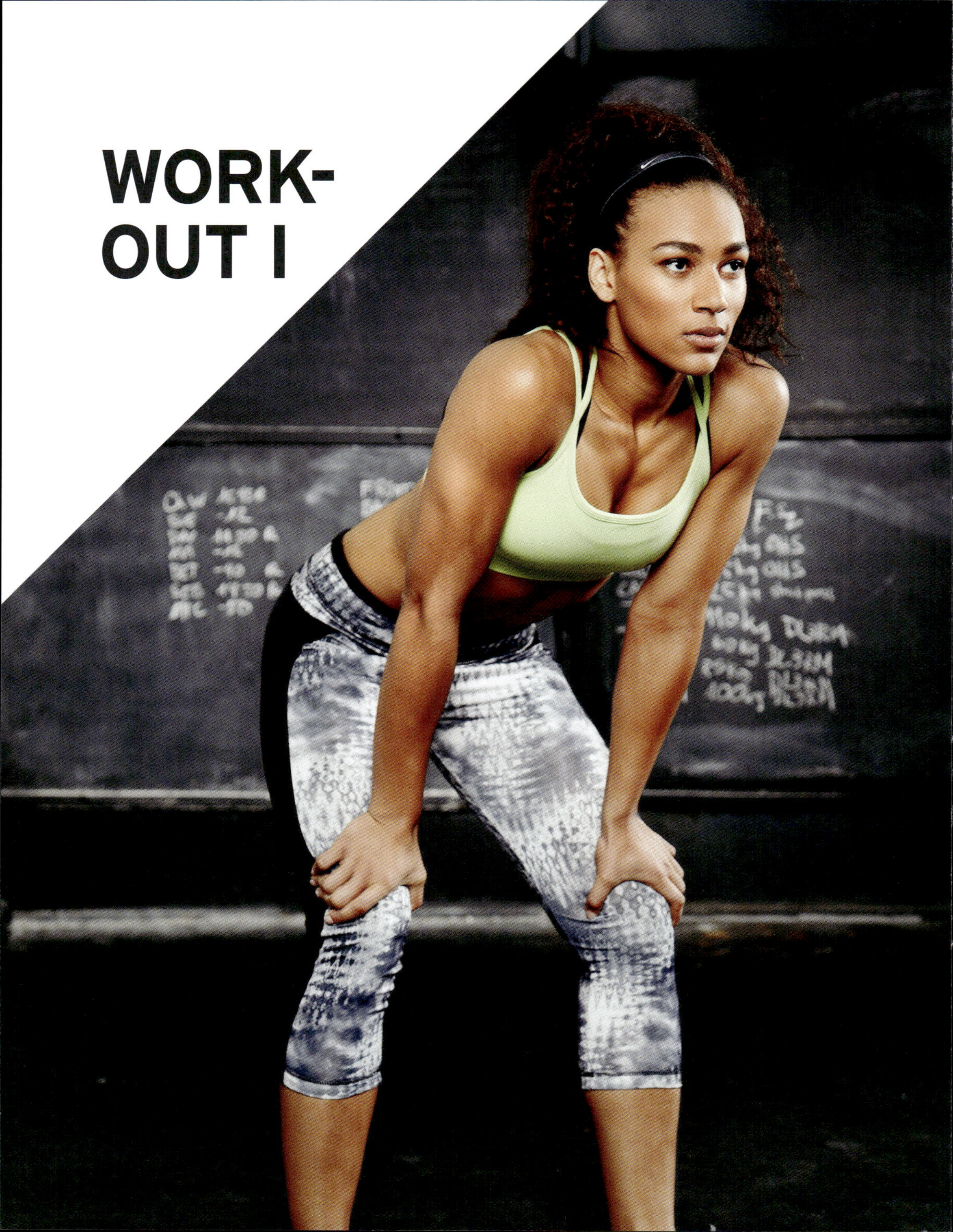

Das Training beginnt mit einfacheren Übungen. Denn am Anfang ist es wichtig, erst einmal die grundlegenden Bewegungen wie Kicks und Punches sauber einzuüben. Erst wenn diese Basics sitzen, kommen nach und nach umfangreichere Moves dazu. Wenn du unsauber kickst, verlieren die Übungen einen Teil ihres positiven Effekts.
Die Übungen bauen aufeinander auf, sodass du sie gut hintereinander durchführen kannst. Klar, wenn du einmal nicht so viel Zeit hast, kannst du auch nur einzelne Teile des Workouts machen. Genauso kannst du die Wiederholungszahl variieren und in deinem eigenen Tempo üben.
Grundsätzlich wäre es aber super, wenn du es mindestens ein- bis zweimal pro Woche schaffst, das komplette Workout durchzuüben. Dann profitierst du langfristig von den positiven Effekten, die das Training auf Körper und Geist hat.

GRUNDHALTUNG: KAMPFSTELLUNG

Die meisten Übungen des Workouts beginnen in der Kampfstellung, der Grundhaltung beim Boxen. Dazu nimmst du beide Arme hoch, die Ellbogen sind angewinkelt, die Hände zu Fäusten geballt. Die Hände befinden sich auf Kinnhöhe.
Die Aufgabe der Arme ist neben dem Schlagen auch der Schutz des eigenen Körpers, vor allem des Kopfes. Deshalb bleibt eine Hand immer oben vor dem Gesicht, während die andere Hand nach vorne schlägt. Wenn du alleine boxt, ist das relativ einfach, denn keiner irritiert dich mit seinen Schlägen. Stell dir einfach deinen Gegner vor und bleib in Deckung.
In der Kampfstellung bleibt die rechte Hand näher am Körper, die linke geht etwas nach vorne. Die Beine sind parallel, wobei wieder das linke Bein weiter vorne ist als das rechte – etwa eine Schrittlänge. So hast du während des Schlagens einen stabilen Stand. Wenn du die Beine einsetzt und kickst, bleiben die Hände in der Grundhaltung auf Kinnhöhe.
Beim Kicken musst du besonders auf ein gutes Gleichgewicht achten. Das erfordert am Anfang etwas Übung, mit der Zeit wird es dir aber immer leichter fallen und du wirst dich sicherer fühlen. Der Lohn: Koordination und Gleichgewicht werden bei den Übungen, bei denen du auf einem Bein stehen musst, besonders geschult.

WAS BEDEUTET EIGENTLICH …?

- Cross: Schlag mit der rechten Hand
- Hook: Haken
- Jep: Schlag mit der linken Hand
- Jump: Sprung
- Kick: Tritt
- Lunge: Ausfallschritt
- Punch: Schlag mit der rechten Hand
- Shuffle: Nachstellschritt
- Squat: Kniebeuge
- Upper Cut: Schlag von unten nach oben, Aufwärtshaken

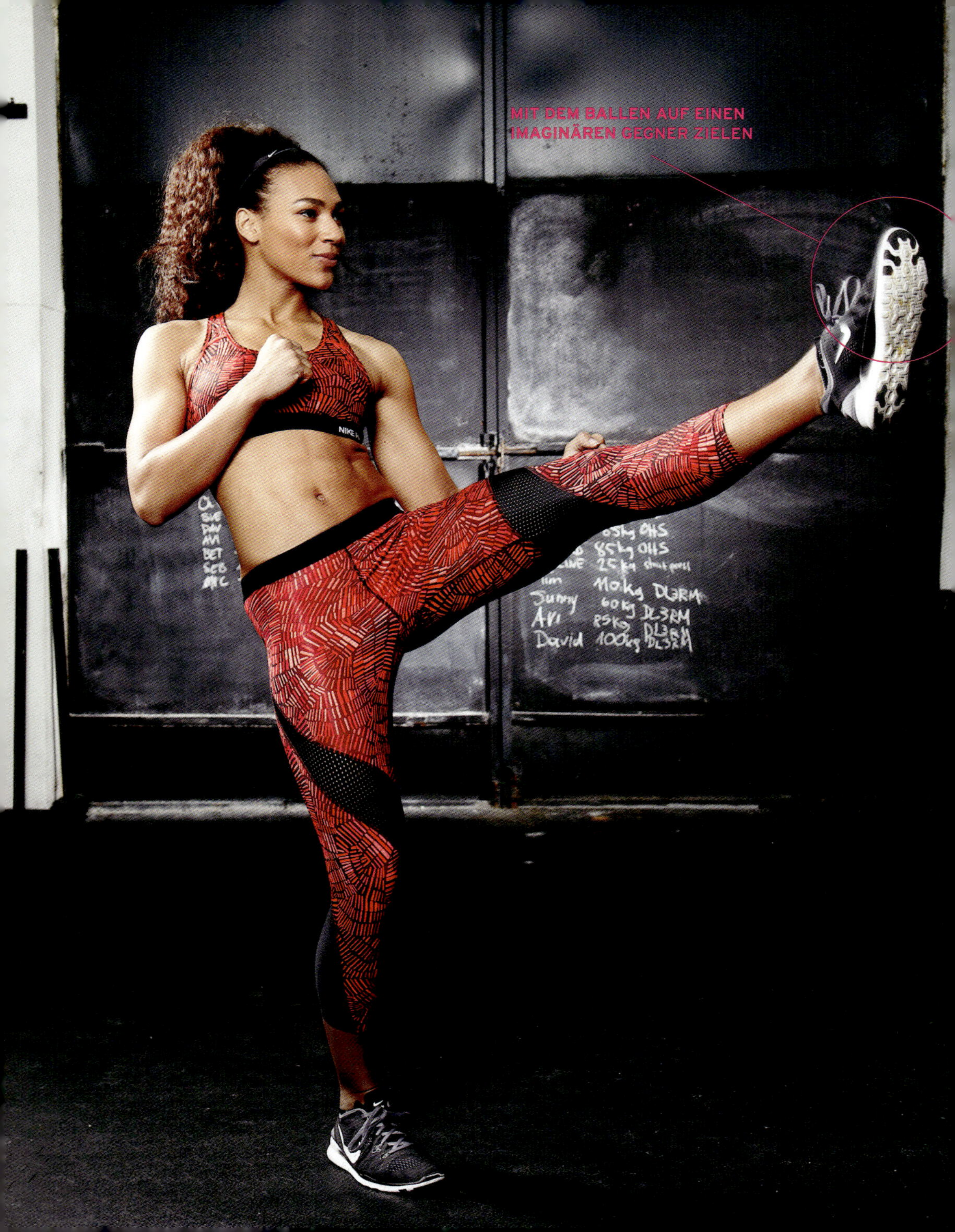
MIT DEM BALLEN AUF EINEN
IMAGINÄREN GEGNER ZIELEN

BEINMUSKULATUR UND GLEICHGEWICHT

SQUAT FRONT KICK

Der kraftvolle Front Kick schult dein Gleichgewicht, kräftigt deine Oberschenkelmuskulatur und verbessert deine Koordination.

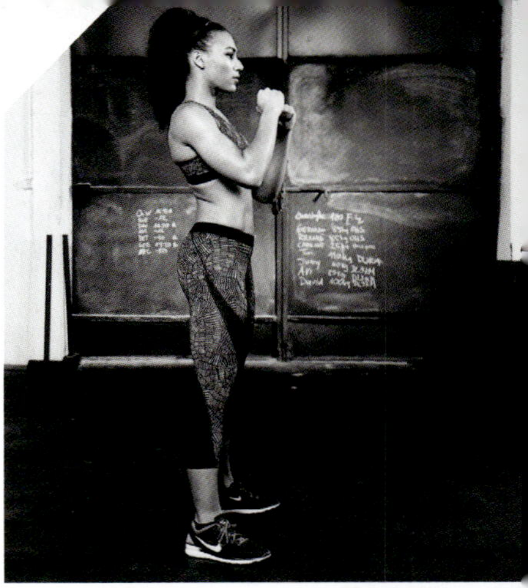

1 In der Ausgangsposition sind deine Beine parallel, die Arme sind in Kampfstellung. Du hältst beide Hände zu Fäusten geballt auf Kinnhöhe, dabei ist die rechte Faust näher am Körper, die linke weiter vorne.

2 Gehe in die Hocke und bringe dabei deinen Po nach hinten unten, so als würdest du dich hinsetzen (Squat).

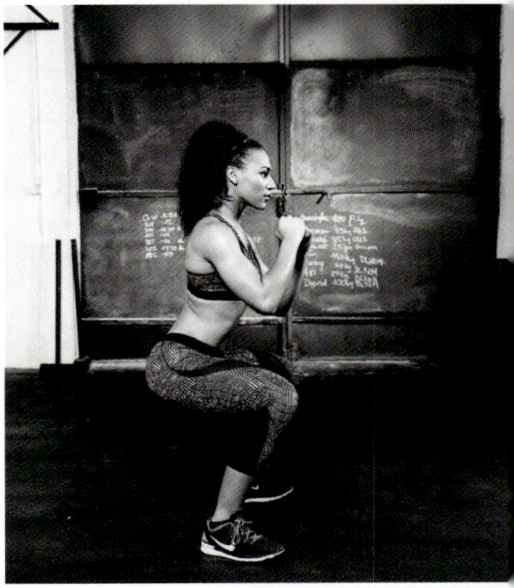

3 Komm in einer fließenden Bewegung aus dem Squat wieder nach oben, verlagere das Gewicht auf dein rechtes Bein und kicke mit dem linken Bein auf Hüfthöhe schnell nach vorne. Stell dir vor, du triffst dein Ziel mit dem Fußballen. Der Oberkörper bleibt beim Kicken möglichst gerade. Das Standbein kannst du dabei leicht beugen.

4 Kicke 10-mal mit dem linken Bein. Dann wechselst du die Seite und kickst 10-mal mit rechts.

DU WILLST MEHR?

Dann variiere die Höhe des Kicks: Übe erst, deinen imaginären Gegner auf Hüfthöhe zu treffen, dann auf Schulterhöhe und schließlich auf Kinnhöhe.

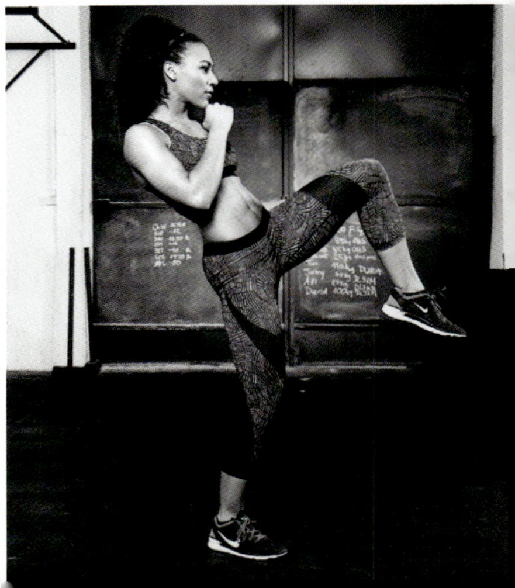

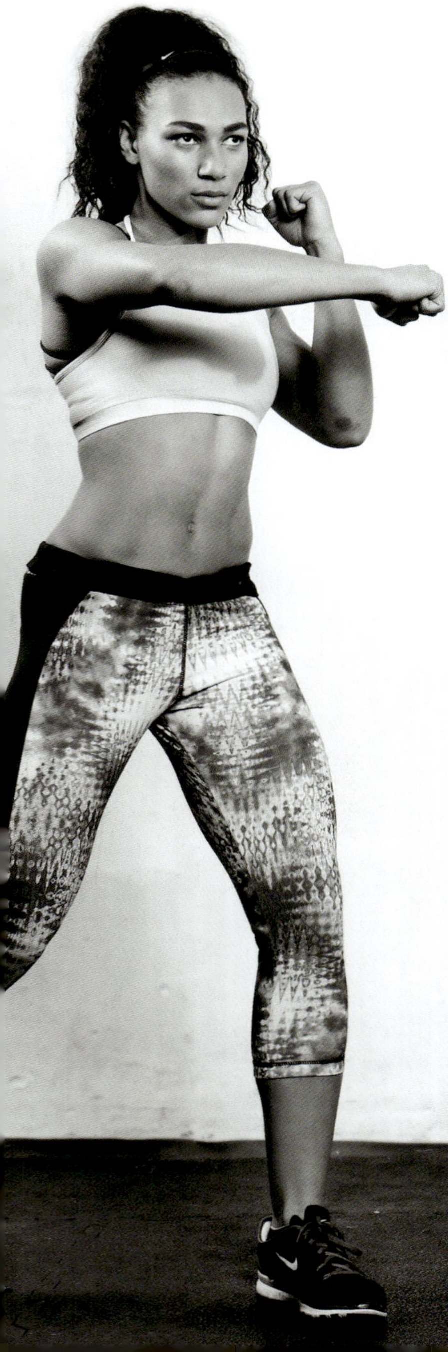

ARME UND BAUCH

HOOK

Der Haken ist ein wichtiger Basic-Punch. Wenn du ihn erst einmal beherrschst, kannst du ihn für viele verschiedene Kombinationen nutzen.

1 Nimm die Kampfstellung ein. Die rechte Hand beginnt: Schlage von rechts außen nach links innen zur Körpermitte. Der Arm ist dabei gebeugt, die Bewegung findet auf Schulterhöhe statt. Achte darauf, dass du die Hüfte mit zur Seite drehst und den ganzen Schlag über die Körperspannung hältst.

2 Wenn du den Schlag ausgeführt hast, kommt die rechte Hand wieder in die Grundhaltung und die linke führt den Hook von links außen nach rechts zur Körpermitte hin durch.

3 Schlage etwa 20-mal im Wechsel (also 10-mal pro Seite), das verbessert die Rotation in der Hüfte.

VARIANTE

Stell dir unterschiedliche Zielhöhen vor und schlage entsprechend höher oder niedriger.

ARMMUSKELN UND KOORDINATION

SHUFFLE UPPER CUT

Eine dynamische Übung, bei der du deine Arme und Beine einsetzen musst. Du kannst sie sehr gut als Ausdauertraining nutzen.

1 Du stehst mit hüftbreit geöffneten Beinen, die Hände sind in Kampfstellung.

2 Mach mit den Beinen einen Nachstellschritt, indem du erst mit einem Bein auf eine Seite springst und dann das andere Bein schnell hinterherziehst. Die Arme führen dabei einen Upper Cut aus, also einen Schlag von unten (hüfthoch) nach oben (kinnhoch).

3 Wenn du nach links springst, schlägt die rechte Hand zu, wenn du nach rechts springst, die linke Hand. Versuche, beide Seiten so oft wie möglich zu schaffen – mindestens 10-mal pro Seite sollte möglich sein.

TIPP

Beginne langsam und steigere das Tempo erst, wenn du die Bewegung gut und sauber ausführen kannst.

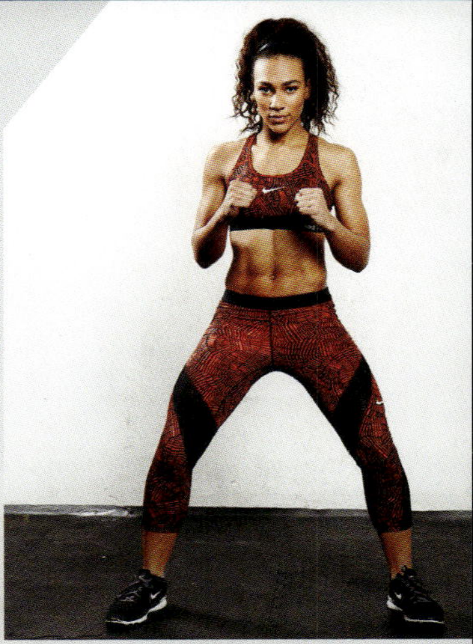

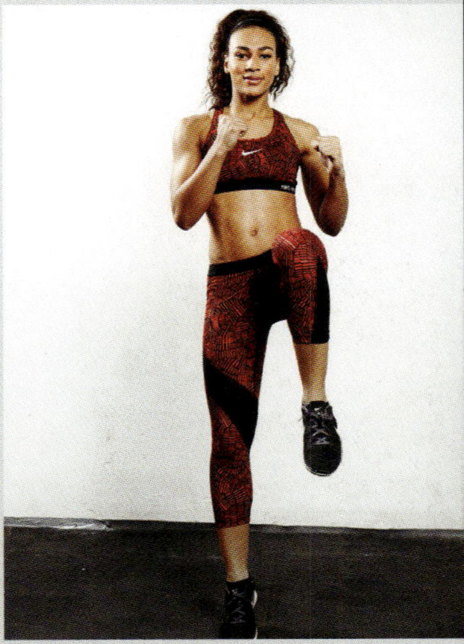

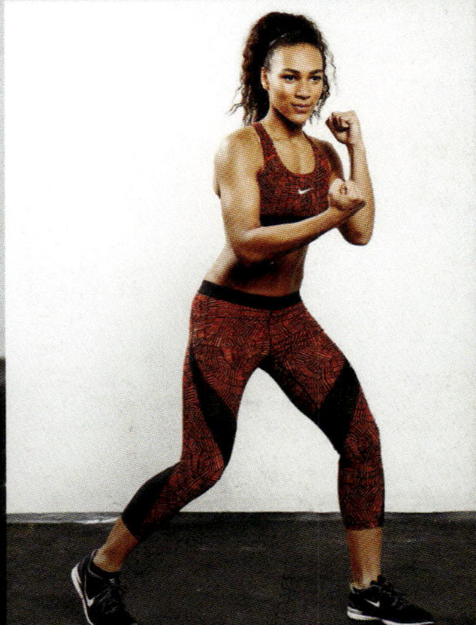

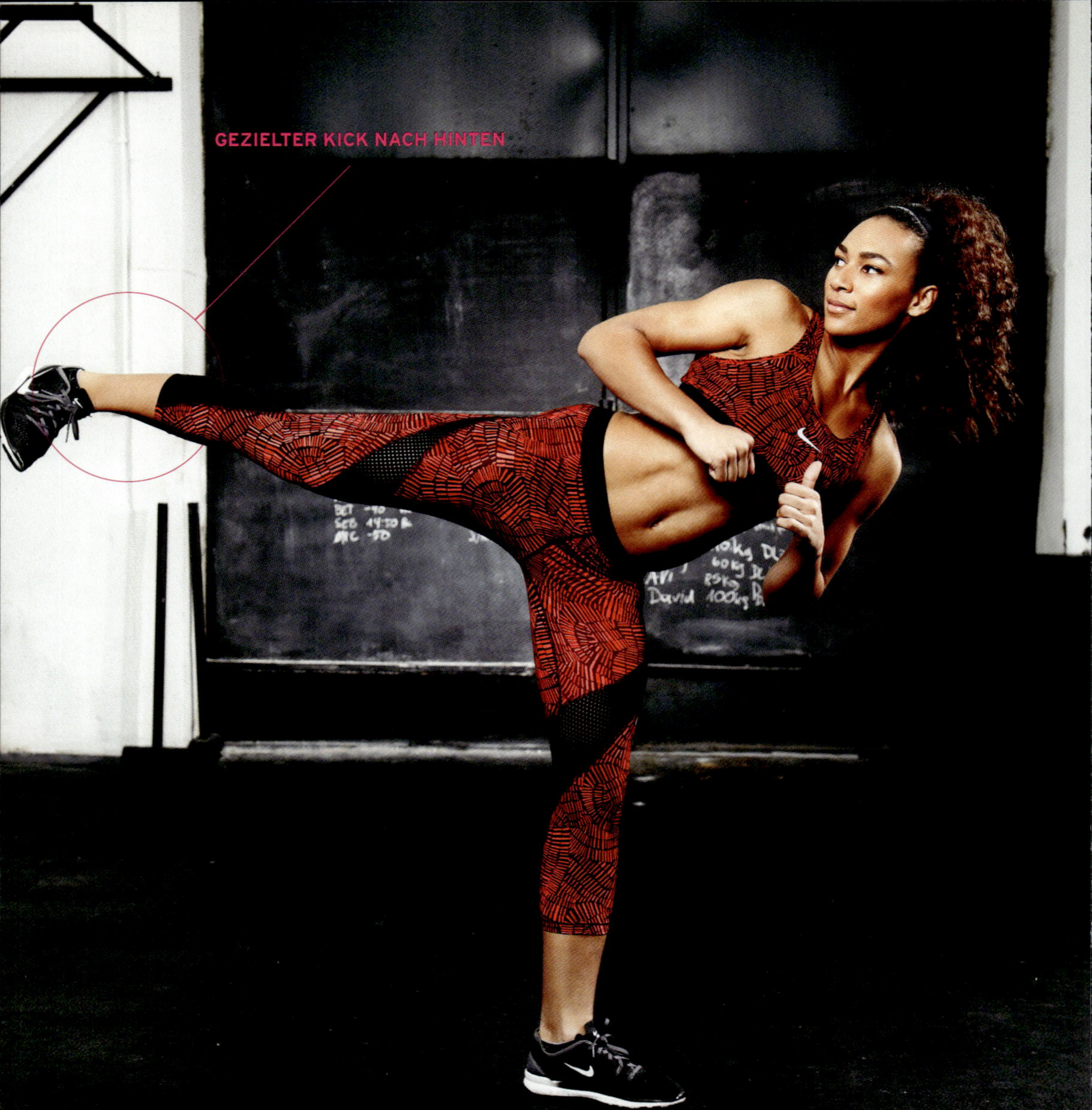
GEZIELTER KICK NACH HINTEN

GLEICHGEWICHT UND KOORDINATION

SQUAT BACK KICK

Der Back Kick ist eine äußerst effektive Kampftechnik beim Kickboxen. Allerdings fordert er auch einiges an Konzentration. Probier es aus!

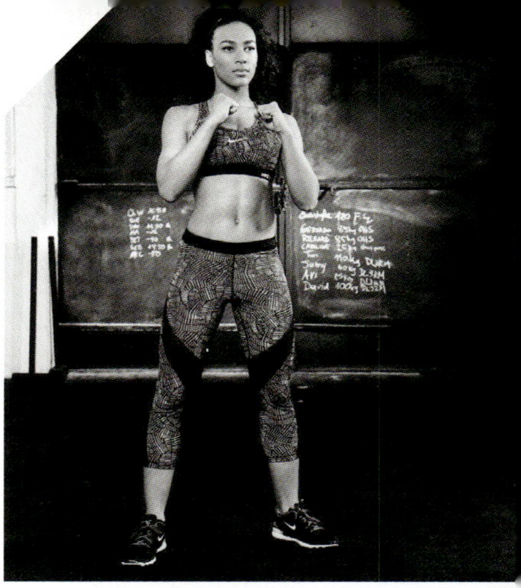

1 In der Grundposition sind deine Beine und Hände in Kampfstellung.

2 Gehe in die Hocke und bringe dabei deinen Po nach hinten unten, so als würdest du dich hinsetzen (Squat).

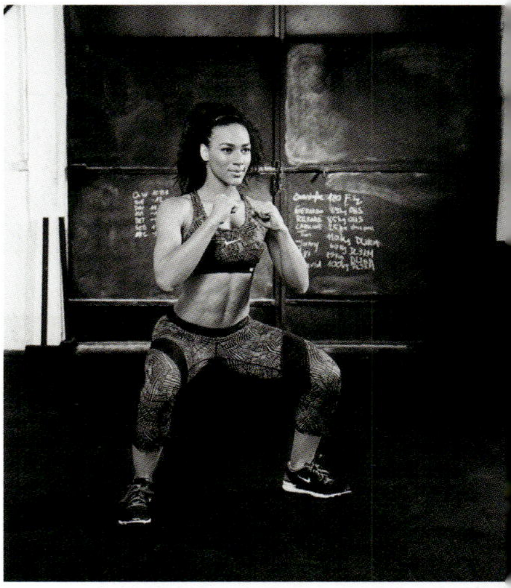

3 Komm in einer fließenden Bewegung aus dem Squat wieder nach oben, verlagere das Gewicht auf dein linkes Bein und kicke mit dem rechten Bein nach hinten – so, dass du dein imaginäres Ziel mit der Ferse triffst. Das Standbein kannst du dabei leicht beugen. Der Oberkörper sollte möglichst nicht mit eingedreht werden, nur dein Blick folgt der Zielrichtung, du willst schließlich sehen, wo du triffst.

4 Kicke so immer abwechselnd mit dem rechten und linken Bein und versuche, insgesamt 20 Wiederholungen zu schaffen (10 pro Seite).

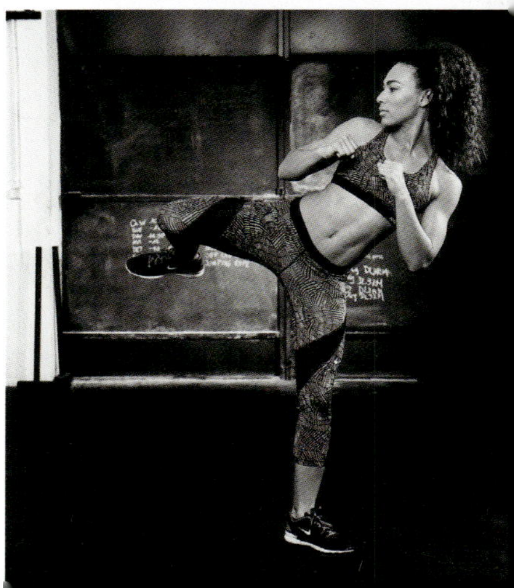

DU WILLST MEHR?

Dann beginne mit einem Kick nach unten und versuche, das Bein langsam immer höher zu bringen.

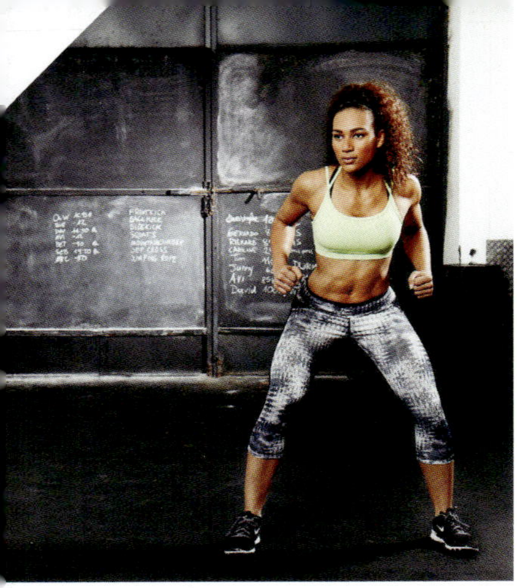

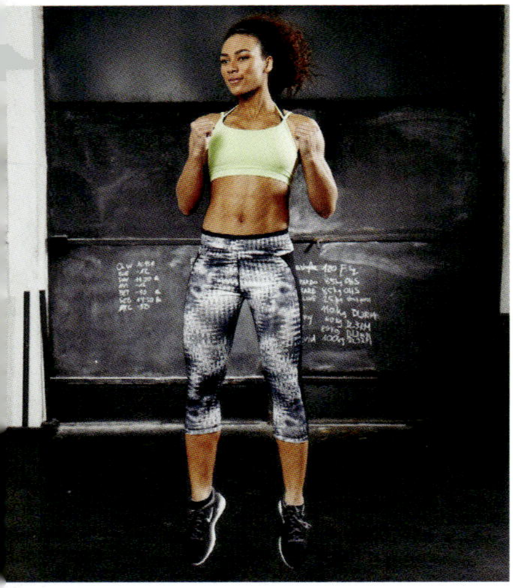

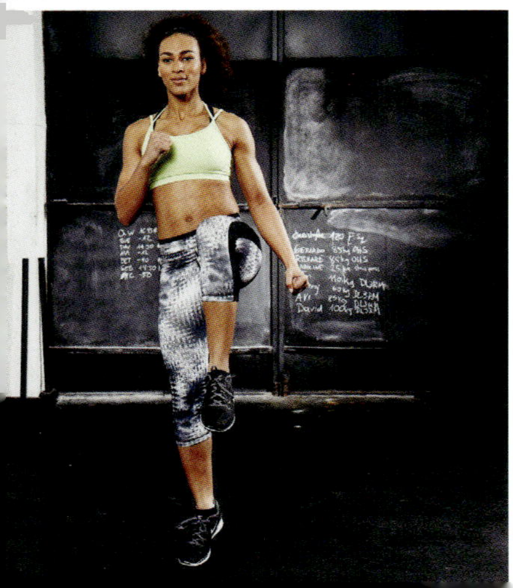

SHUFFLE MIT ANGEZOGENEM KNIE

Diese Übung ist sehr komplex. Versuche daher zunächst, den Bewegungsablauf zu verstehen und zu verinnerlichen. Mit der Zeit kannst du dann nach und nach das Tempo steigern.

1 Du stehst mit den Beinen parallel. Die Hände sind in Kampfstellung. Springe nun mit dem rechten Bein nach rechts und lass das linke Bein in einem Nachstellschritt folgen. Ziehe dabei das linke Knie schön hoch.

2 In dem Moment, in dem du das linke Bein wieder am Boden absetzt, ziehst du das rechte Knie kraftvoll nach oben. Anschließend stehst du wieder in der Ausgangsposition.

3 Wechsle ohne Pause die Seiten, springe mit einem Nachstellschritt nach rechts und lass das linke Bein folgen. Ziehe dabei das linke Knie hoch.

4 Wenn du das linke Bein wieder am Boden aufsetzt, ziehst du erneut das rechte Knie mit Schwung nach oben.

5 Wiederhole die Übung im ständigen Wechsel und ohne Pause auf jeder Seite 10-mal.

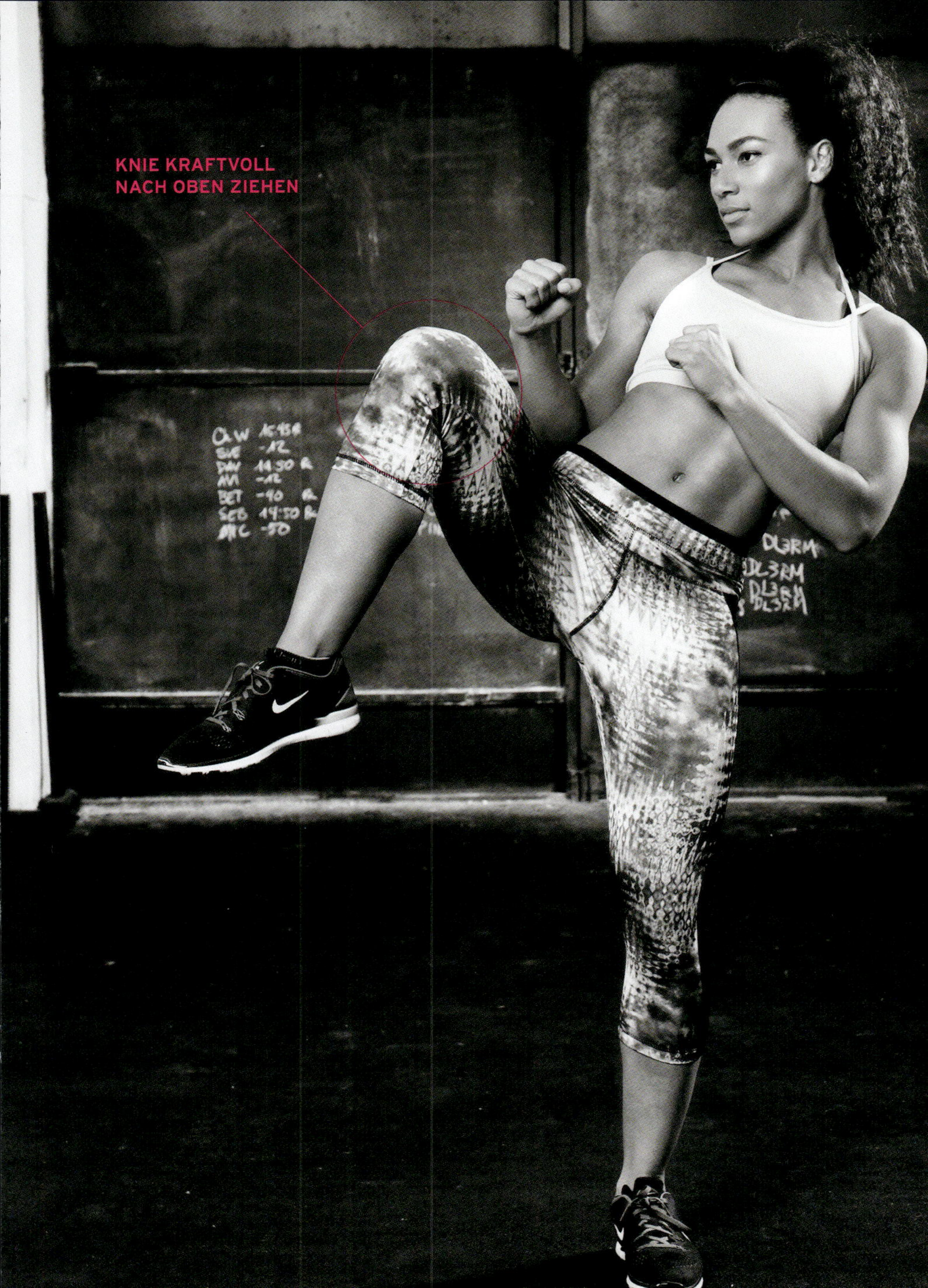
KNIE KRAFTVOLL
NACH OBEN ZIEHEN

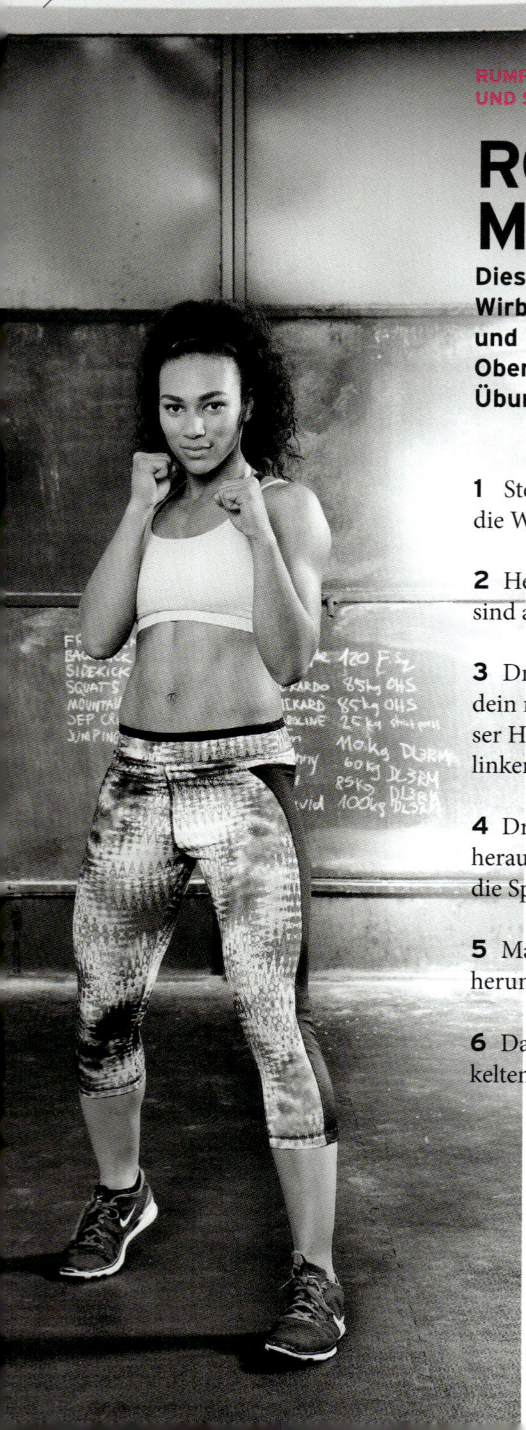

RUMPFMUSKULATUR, WIRBELSÄULENBEWEGLICHKEIT UND SCHULTERGÜRTEL

ROTATION MIT ELLBOGEN

Diese Übung setzt reichlich Energie frei, hält deine Wirbelsäule durch viel Rotationsbewegung mobil und beweglich und macht überhaupt den gesamten Oberkörper geschmeidig und wendig. Eine wichtige Übung für mehr Beweglichkeit und Agilität.

1 Stell dich aufrecht hin: Deine Beine sind in Kampfstellung, die Wirbelsäule ist gerade.

2 Hebe nun deine Arme auf Schulterhöhe an, die Ellbogen sind angewinkelt, die Hände zeigen zur Körpermitte.

3 Drehe dich mit dem Oberkörper und der Hüfte so ein, dass dein rechter Ellbogen nach vorne zeigt. Lass die Arme in dieser Haltung und drehe dich zur anderen Seite. Nun zeigt dein linker Ellbogen nach vorn.

4 Drehe dich 60 Sekunden lang gleichmäßig aus der Hüfte heraus nach links und rechts. Halte dabei die ganze Zeit über die Spannung im Oberkörper. Die Beine bleiben fest stehen.

5 Mach 30 Sekunden Pause und lass die Arme solange locker herunterhängen.

6 Dann drehst du dich nochmals 60 Sekunden mit angewinkelten Ellbogen hin und her.

AUSDAUER UND GLEICHGEWICHTSSINN

KNIE ANZIEHEN

Diese Übung beansprucht gleichermaßen die Muskelgruppen in den Armen und in den Beinen. Sie ist eine hervorragende Kraftausdauerübung und fördert zugleich dein Durchhaltevermögen.

1 Stell dich so, dass dein linkes Bein weiter vorne steht, das rechte etwas weiter hinten. Die Hüften sind parallel.

2 Nimm die Arme ausgestreckt nach oben über den Kopf, deine Finger berühren sich. Drehe den Oberkörper leicht zur linken Seite ein, die Arme zeigen ebenfalls nach links.

3 Verlagere dein Gewicht auf das vordere (linke) Bein und ziehe das hintere (rechte) Knie angewinkelt nach vorne.

4 In einer fließenden Bewegung senkst du dabei die Arme nach rechts unten, um das rechte Knie zu berühren.

5 Anschließend gehen die Hände ausgestreckt wieder nach oben, das Bein wieder nach hinten in die Ausgangsposition.

6 Wiederhole den Bewegungsablauf ohne Pause ungefähr 60 Sekunden lang. Dann wechselst du auf die andere Seite.

SPANNUNG HALTEN

Diese Übung trainiert die Kraftausdauer. Versuche daher unbedingt, die ganze Zeit über die Spannung zu halten – auch die in den Armen. Du kannst die Intensität und Geschwindigkeit variieren, indem du mal schneller, mal langsamer übst. Umso schneller du die Übung ausführst, desto anspruchsvoller wird sie.

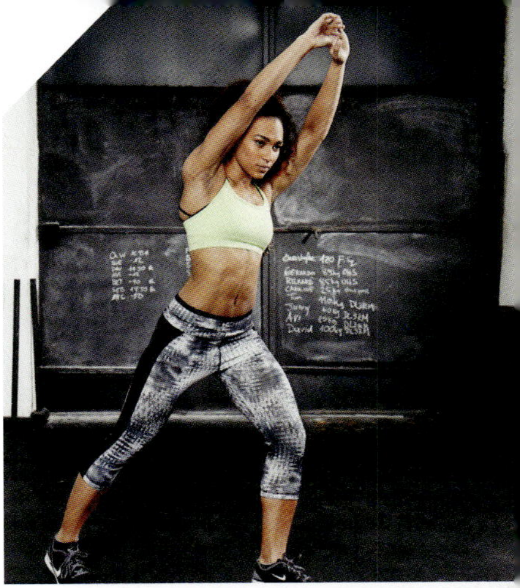

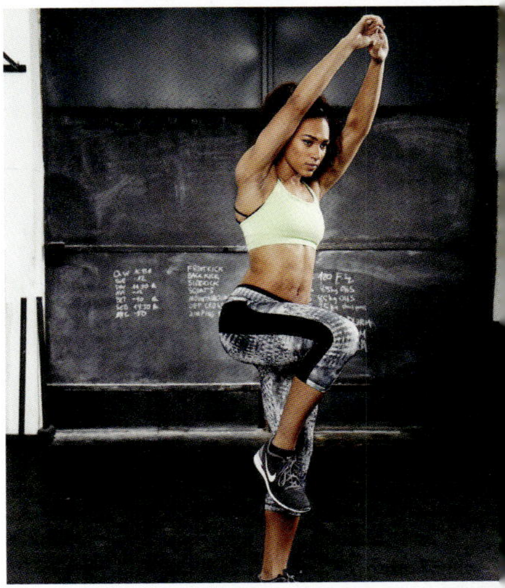

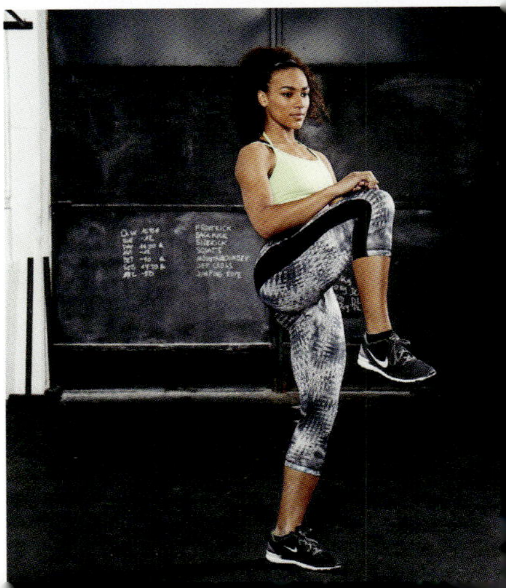

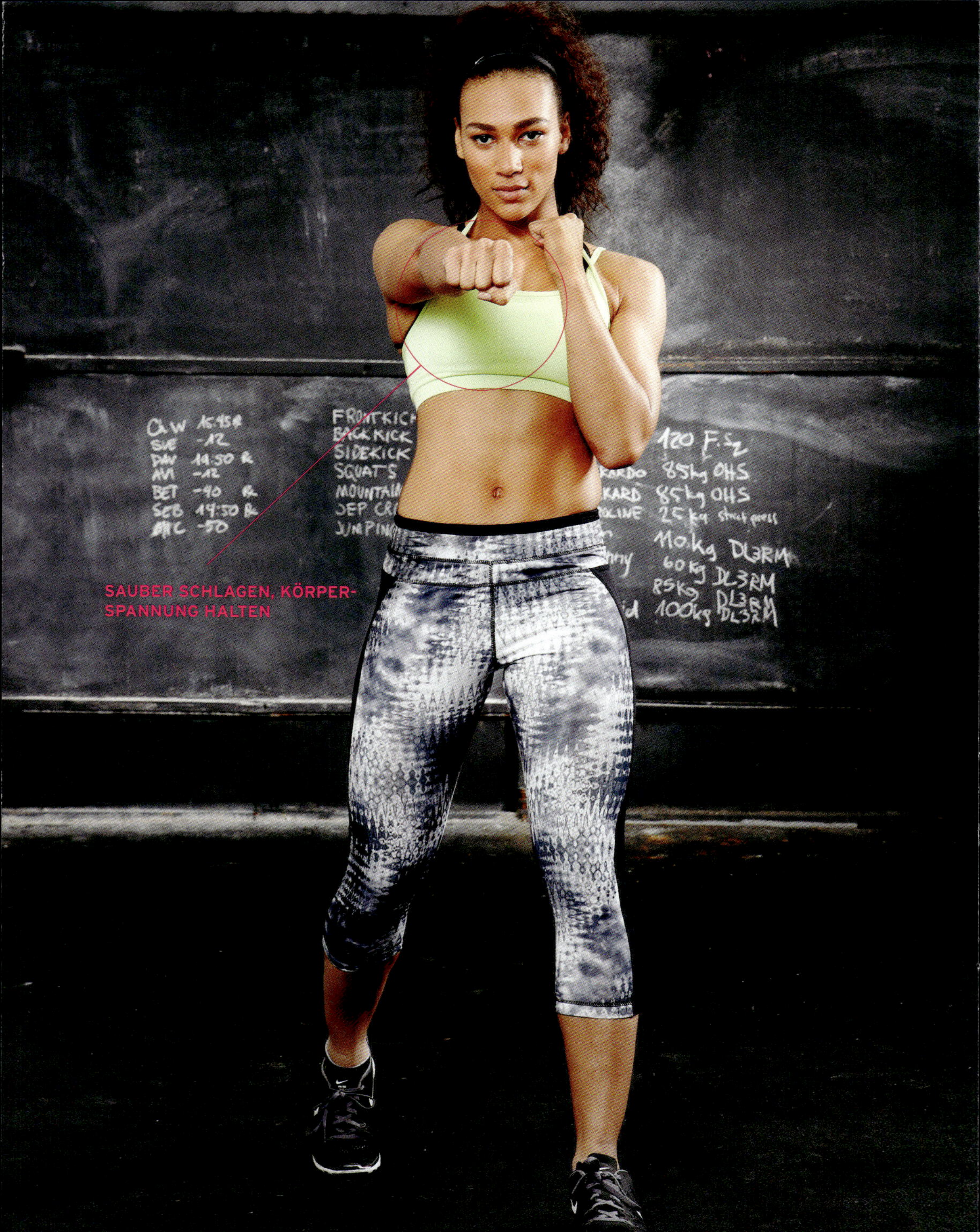
SAUBER SCHLAGEN, KÖRPER-
SPANNUNG HALTEN

KOORDINATION UND KONZENTRATION

JEP KNIE PUNCH

Diese Bewegungskombination fördert nicht nur deine Koordination, sondern verbessert auch dein technisches Denken.

1 Stell dich in Kampfstellung auf und konzentriere dich.

2 Schlage mit der linken Hand nach vorne und bringe die Hand dann wieder zurück in die Kampfstellung. Ziehe nun dein rechtes Knie bis etwas über Hüfthöhe nach oben.

3 Während du das Bein wieder nach hinten absetzt, führst du mit der rechten Hand einen Schlag nach vorne aus.

4 So geht es im schnellen Wechsel weiter: Schlag links, rechtes Knie hoch, Schlag rechts und so weiter. Je länger du durchhältst, desto mehr trainierst du deine Ausdauer. Versuche, es 10-mal zu schaffen. Achte aber darauf, die einzelnen Teilbewegungen sauber durchzuführen. Dann die Seite wechseln.

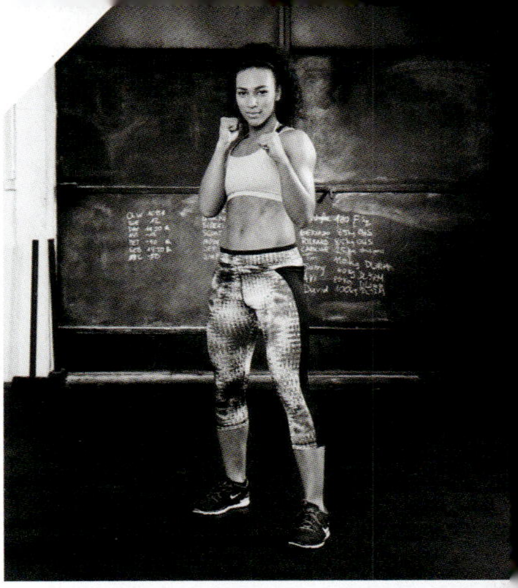

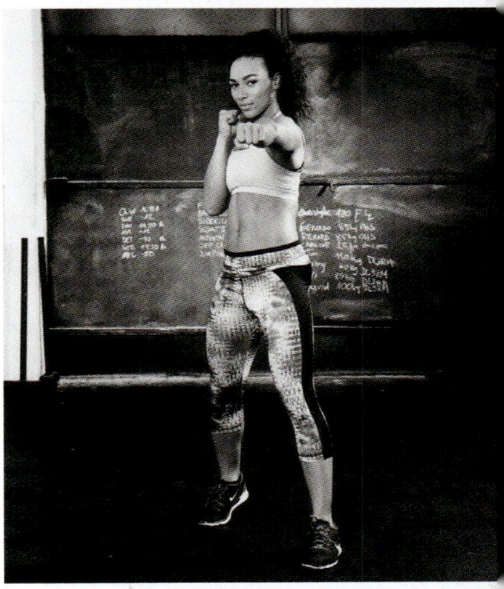

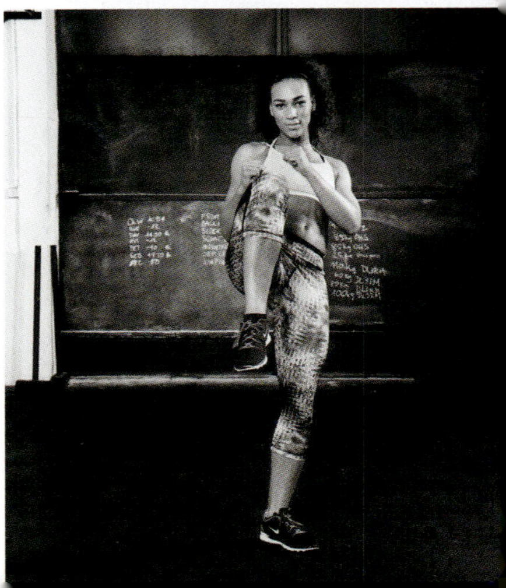

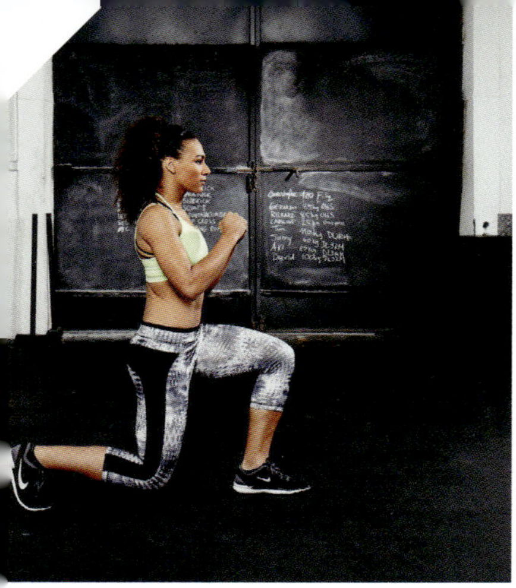

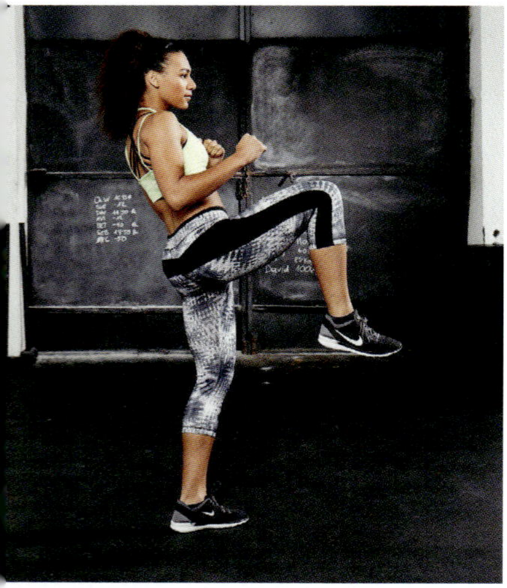

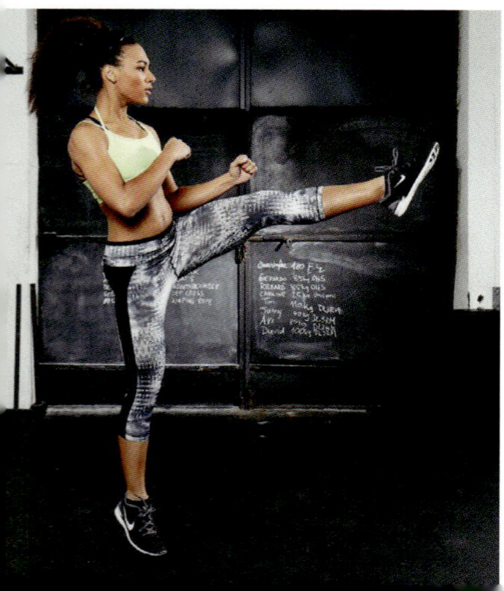

OBERSCHENKELMUSKELN UND GLEICHGEWICHT

LUNGE FRONT KICK

Eine Übung für Fortgeschrittene: Wenn du den Front Kick bereits gut beherrschst, findest du hier die nächste Herausforderung.

1 Stell dich in Kampfstellung auf. Die Beine sind parallel und hüftbreit geöffnet, so hast du einen stabilen Stand.

2 Mach mit dem linken Bein einen weiten Ausfallschritt nach vorne, das rechte Bein ist hinten tief. Ziehe das Knie des hinteren Beins Richtung Boden.

3 Verlagere nun dein Gewicht auf das vordere (linke) Bein, drücke dich hoch und kicke beim Hochkommen mit dem hinteren (rechten) Bein nach vorne. Anschließend gehst du mit dem Kickbein wieder zurück in den Ausfallschritt. Versuche, es ohne Zwischenschritt direkt wieder hinten abzusetzen.

4 Wiederhole den gesamten Bewegungsablauf, sooft du kannst. Gut sind 10–13 Wiederholungen.

5 Danach wechselst du die Seite und wiederholst das Ganze noch einmal mit dem rechten Bein vorne und dem linken hinten. Wieder 10- bis 13-mal.

ARME UND AUSDAUER

PUNCH THE SPEEDBALL

Bei dieser Übung kannst du richtig Gas geben. Einen stressigen Tag gehabt? Dann schalte jetzt ab und punche den Speedball!

1 Du stehst mit kinnhohen Fäusten auf einer Stelle. Die Ellbogen sind leicht angewinkelt, die Hände zu Fäusten geballt.

2 Rotiere beide Fäuste ganz schnell in der Luft, als würdest du einen imaginären kleinen Punchingball schlagen.

3 Versuche, das 60 Sekunden durchzuhalten. Achte dabei darauf, dass deine Arme im Laufe der Übung nicht absinken.

VARIANTE

Springe mit den Beinen im Rhythmus leicht auf der Stelle. So trainierst du zusätzlich noch deine Hand-Bein-Koordination und die Übung wird dynamischer.

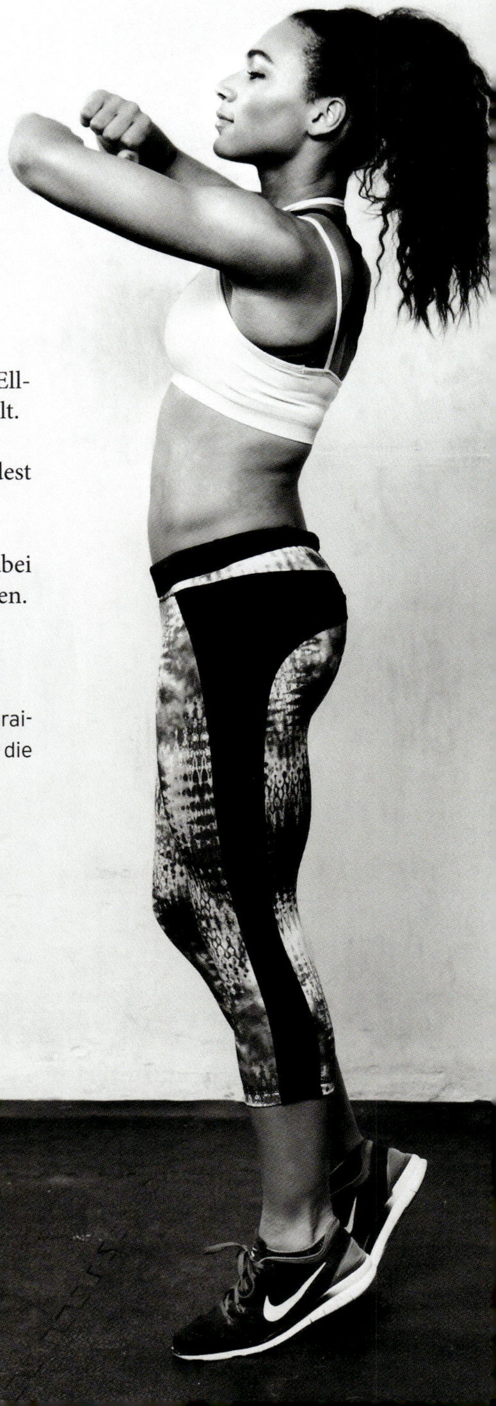

WORK-OUT II

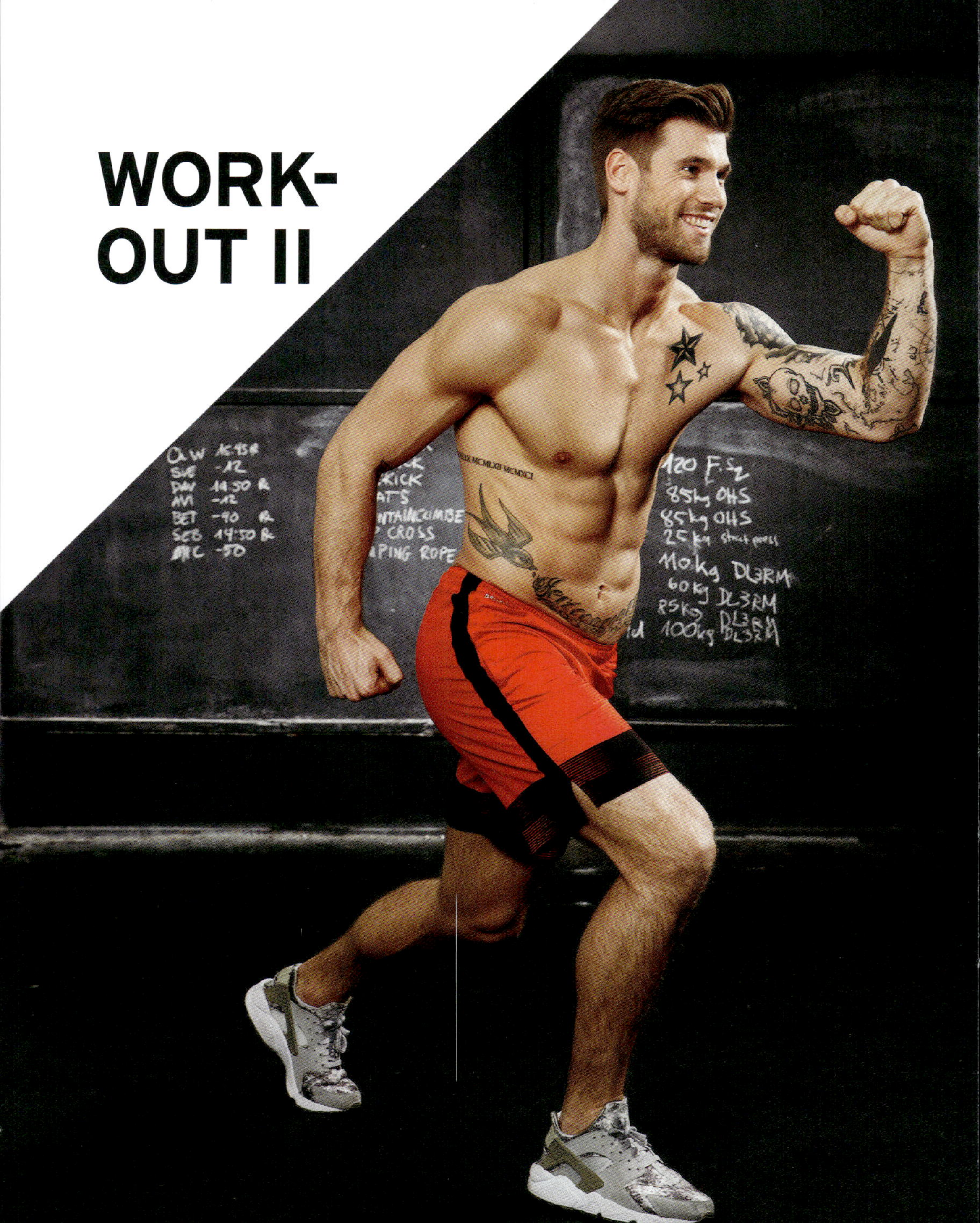

Im ersten Teil des Workouts hast du dich hauptsächlich auf die Basics konzentriert. Das ist auch richtig so und wichtig, damit dir diese Bewegungsabläufe in Fleisch und Blut übergehen. Je öfter du trainierst, desto selbstverständlicher werden die Moves für dich und du musst gar nicht mehr groß über sie nachdenken. Dadurch kannst du dich ganz auf die saubere Ausführung der Bewegungen konzentrieren: Jede davon solltest du vom Anfang bis zum Ende durchziehen und dabei die ganze Zeit über die Spannung halten.

NEUE HERAUSFORDERUNGEN

Wenn du die Basics beherrschst, ist es an der Zeit, den Schwierigkeitsgrad und die Komplexität der Übungen zu steigern. Du kannst mit der zweiten Phase des Workouts beginnen.
Die Bewegungsabläufe werden jetzt etwas schwieriger. Die ungewohnte Belastung für deine Muskeln ist dabei vielleicht zunächst eine neue Herausforderung. Lass dich daher nicht entmutigen, wenn du am Anfang nicht so lange durchhältst wie angegeben. Wichtig ist, dass du dranbleibst. Jede Übung ist ein Baustein auf dem Weg zu einem fitteren Leben.
Mit vielen der folgenden Übungen stärkst du deine sogenannte Core-Muskulatur und bist dadurch bestens gewappnet, um gezielte Kicks und Punches durchzuführen. Dank der starken Kernmuskulatur ist dein Rumpf stabil und dein Oberkörper beweglich. Dadurch kannst du zum Beispiel beim Partnertraining ab Seite 50 gut angreifen und/oder ausweichen.
Trotz dieses »Intensiveinsatzes« der Körpermitte: Slim Kick ist immer ein Ganzkörpertraining, bei dem möglichst viele Muskelgruppen mit einbezogen werden. Davon profitierst du nicht nur gesundheitlich, sondern auch optisch. Squats sind zum Beispiel super für einen knackigen Po. Mit diesem Gedanken im Hinterkopf fällt das Durchhalten vielleicht noch etwas leichter.
Bleibt eigentlich nur eine Frage offen: Wie oft solltest du üben? Mit Kraft allein gewinnt man keinen Kampf. Es ist eine Mischung aus Konzentration, Körperbeherrschung, Muskelkraft und geistiger Haltung. Versuche daher, das Workout mindestens zweimal in der Woche durchzuführen. Dann wirst du schnell sichtbare Fortschritte feststellen.

GESAMTE STÜTZMUSKULATUR

PLANK AUF DEN UNTERARMEN

Hier ist Durchhaltevermögen gefragt. Wenn du denkst, du kannst nicht mehr, häng noch eine Sekunde länger dran. Dein Körper kann viel mehr, als du denkst. Also schalte ab und versuche, nicht nachzudenken. Dann klappt es.

1 Gehe in den Unterarmstütz. Die Arme sind etwa schulterbreit auseinander, die Hände zeigen nach vorne. Deine Füße stehen nur auf den Spitzen. Spanne die Bauchmuskeln an. Halte deinen Körper in dieser Position ganz gerade, wie ein Brett. Achte darauf, dass dein Po nicht durchhängt oder du ihn zu weit nach oben schiebst.

2 Versuche, diese Position am Anfang 30 Sekunden zu halten, und steigere dich dann nach und nach auf 1 Minute. Halte dabei nicht die Luft an, sondern atme ruhig ein und aus.

WILLST DU MEHR?

Dann kannst du abwechselnd das linke oder rechte Bein beziehungsweise den linken oder rechten Arm anheben. Besonders schwierig wird es, wenn du gleichzeitig ein Bein und den entgegengesetzten Arm vom Boden hebst.

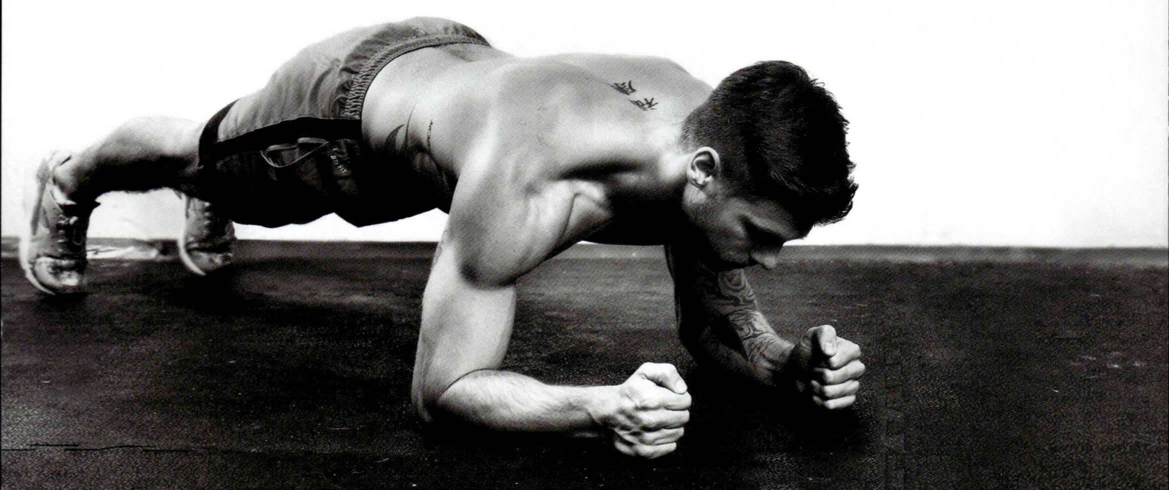

SHUFFLE

Diesen Nachstellschritt brauchst du in Kombination mit anderen Bewegungen immer wieder. Du kannst ihn also gar nicht oft genug üben. Die Übung ist zudem ein tolles Ausdauertraining.

1 Du startest aus der klassischen Ausgangsposition: Die Beine stehen parallel und sind hüftbreit geöffnet. Die Arme hältst du in Kampfstellung.

2 Mach nun mit dem rechten Bein einen Schritt nach rechts und ziehe das linke Bein schnell nach.

3 Wechsle ohne Pause die Seiten: Springe mit einem Nachstellschritt nach links und lass das rechte Bein folgen. Ziehe dabei das rechte Knie hoch.

4 Wenn du das rechte Bein wieder am Boden aufsetzt, ziehst du erneut das linke Knie mit Schwung nach oben.

5 Wiederhole das Ganze etwa 60 Sekunden oder länger.

TIPP

Versuche es zunächst langsam und steigere dann die Geschwindigkeit immer mehr.

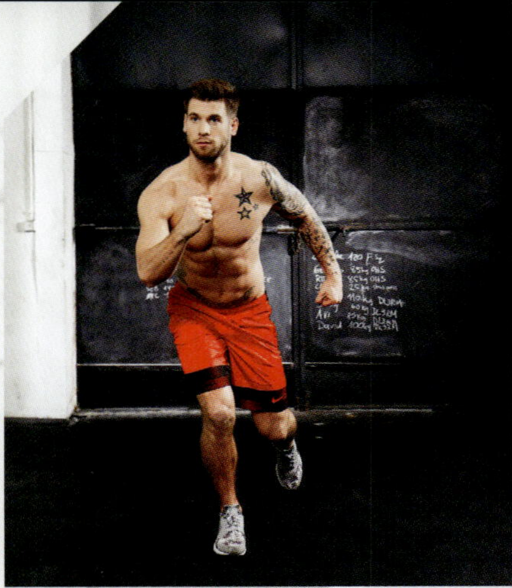

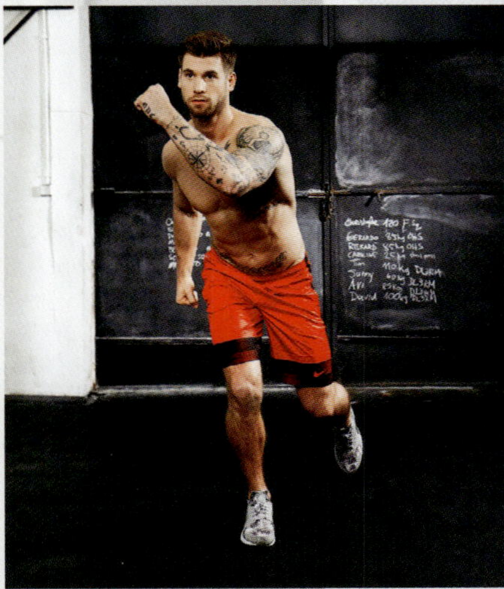

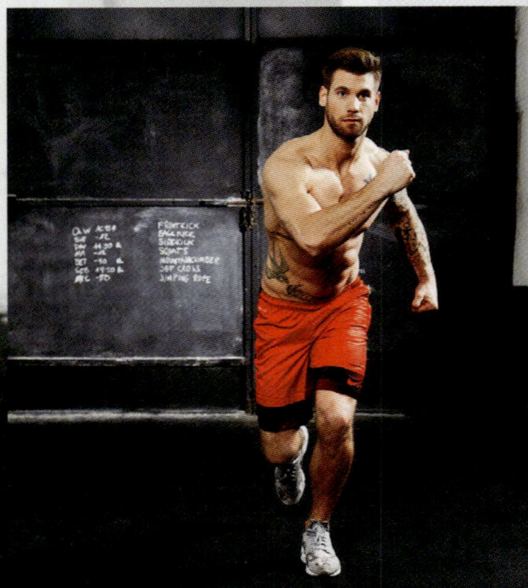

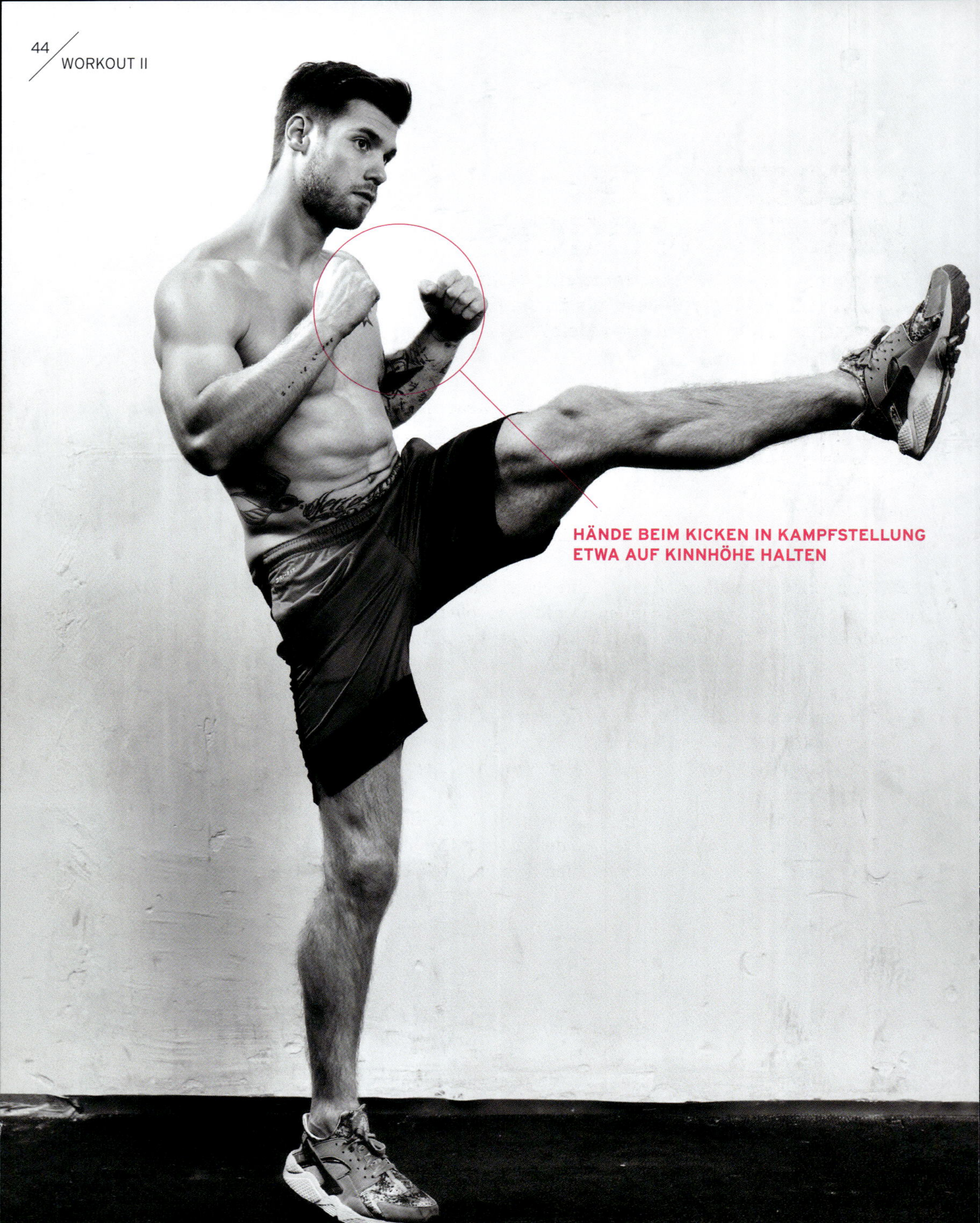
HÄNDE BEIM KICKEN IN KAMPFSTELLUNG
ETWA AUF KINNHÖHE HALTEN

CORE-MUSKULATUR UND KOORDINATION

LIEGESTÜTZ MIT FRONTKICK

Eine hochkomplexe Übung. Verzweifle nicht, wenn es ein bisschen länger dauert, bis du sie flüssig beherrschst. Übung macht den Meister.

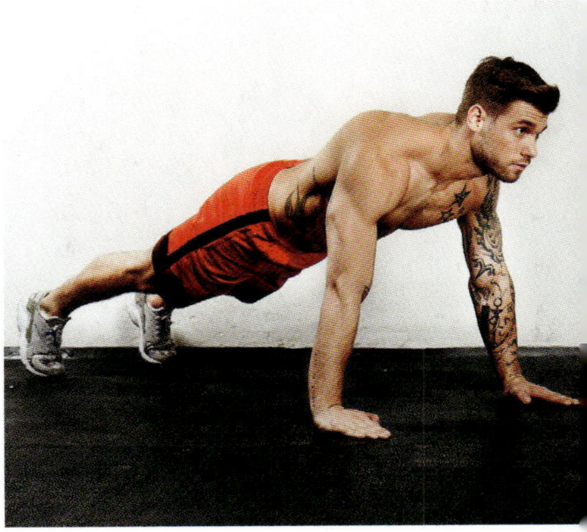

1 Gehe in die Liegestützposition. Die Beine sind gerade nach hinten gestreckt. Die Arme sind schulterbreit auseinander, die Hände unter den Schultern, die Fingerspitzen zeigen nach vorne. Je enger die Hände zusammenstehen, desto mehr trainierst du Bizeps und Brustmuskeln. Je weiter sie auseinanderliegen, desto mehr wird der Rücken gestärkt.

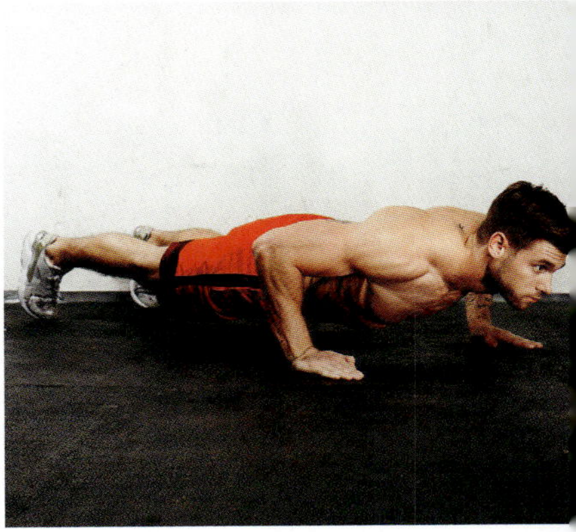

2 Mach einen Liegestütz: Spanne deine Bauchmuskeln an, beuge die Arme und gehe nach unten. Der Rücken sollte dabei gerade bleiben. Drücke dich anschließend mit den Armen wieder nach oben.

3 Ziehe nun das rechte Bein nach vorne, stehe auf und kicke mit dem linken Bein in Hüfthöhe nach vorne. Der Fußballen trifft das imaginäre Ziel. Die Hände sind in Kampfstellung.

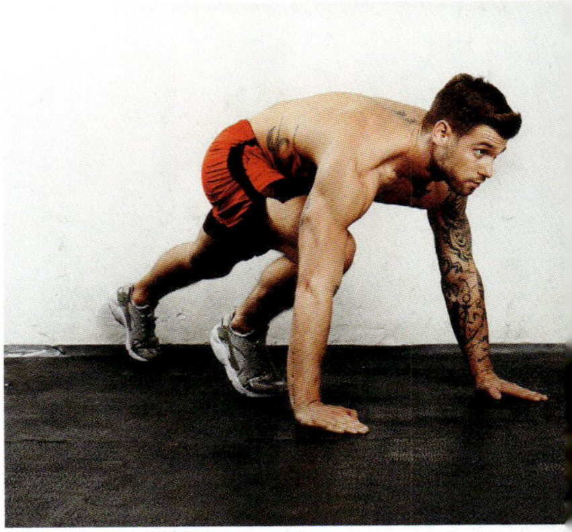

4 Gehe wieder zurück in die Liegestützposition. Senke dich ab, stemme dich hoch, stehe wieder auf, diesmal mit dem linken Fuß zuerst, und kicke mit dem rechten Bein nach vorne.

5 Versuche, mit jeder Seite 10 Wiederholungen zu schaffen.

TIPP

Um die Handgelenke zu entlasten, kannst du die Hände zu Fäusten ballen, anstatt dich auf der flachen Hand abzustützen. Wenn dir der Liegestütz sehr schwer fällt, kannst du außerdem zunächst noch die Knie am Boden absetzen.

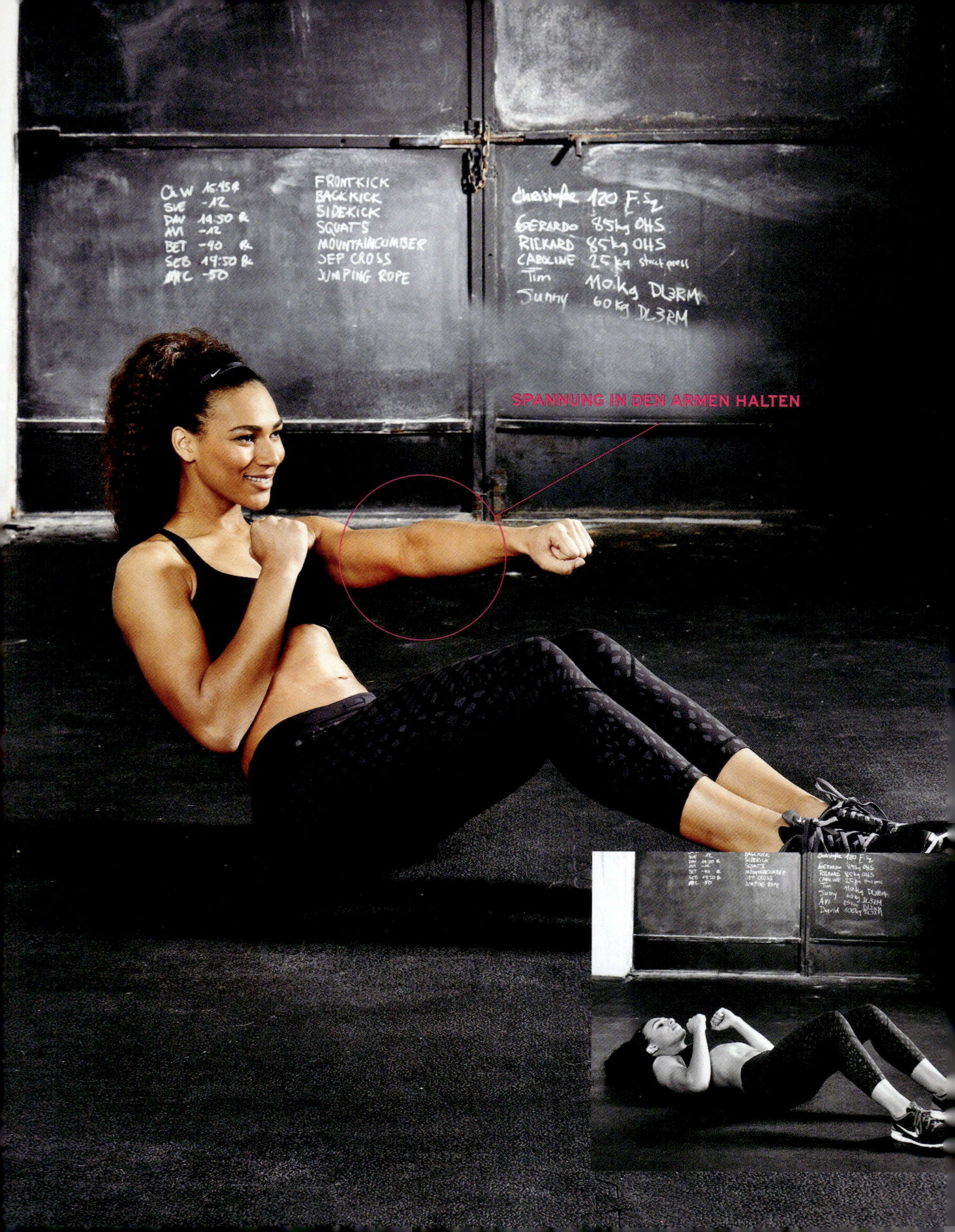
SPANNUNG IN DEN ARMEN HALTEN

BAUCHMUSKELN UND AUSDAUER

SIT-UPS MIT PUNCHES

Die Punches machen diese anspruchsvolle Bauchmuskelübung dynamisch und abwechslungsreich. Die Schläge sollten dauerhaft kraftvoll durchgeführt werden – egal wie müde du bist.

1 Du liegst flach auf dem Boden, die Füße sind aufgestellt. Die Arme sind in Kampfhaltung.

2 Richte dich nur mithilfe deiner Bauchmuskeln zum Sitzen auf. Schlage eine schnelle Boxkombi: rechts-links oder links-rechts. Du kannst auch gern immer wieder wechseln.

3 Lass dich dann mit angespannten Bauchmuskeln langsam wieder nach unten sinken. Lege den Kopf aber nicht ganz am Boden ab.

4 Gehe weiter in dynamisch fließenden Bewegungen nach oben und unten – ohne zwischendurch eine Pause zu machen. Versuche, 30 Wiederholungen zu schaffen.

TIPP

Achte darauf, dass deine Beine immer auf dem Boden bleiben und deine Arme beim Ablegen in der Kampfstellung bleiben.

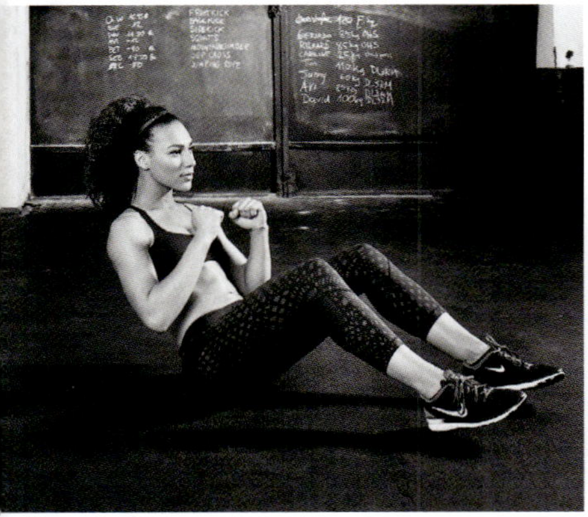

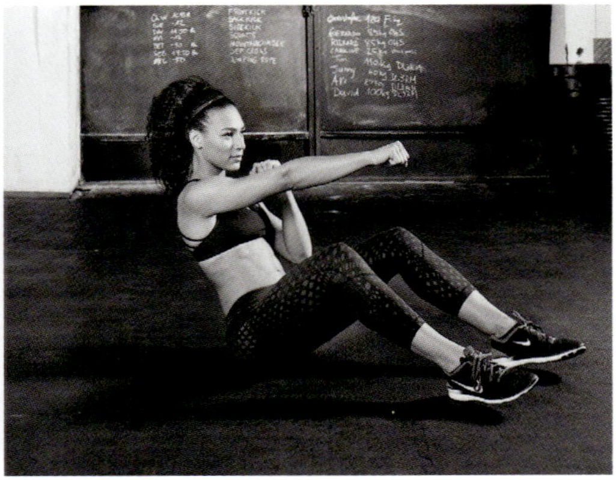

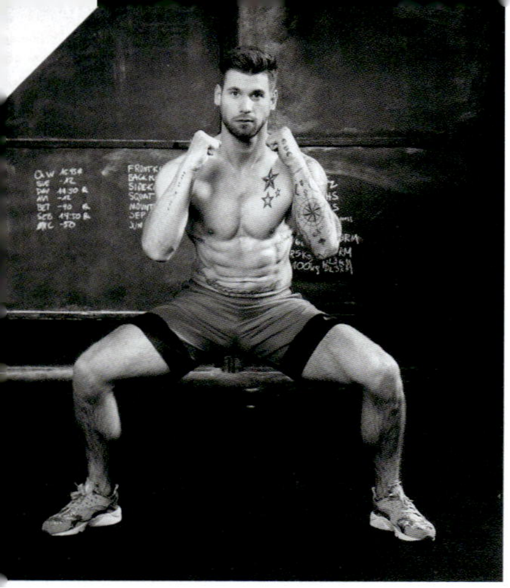

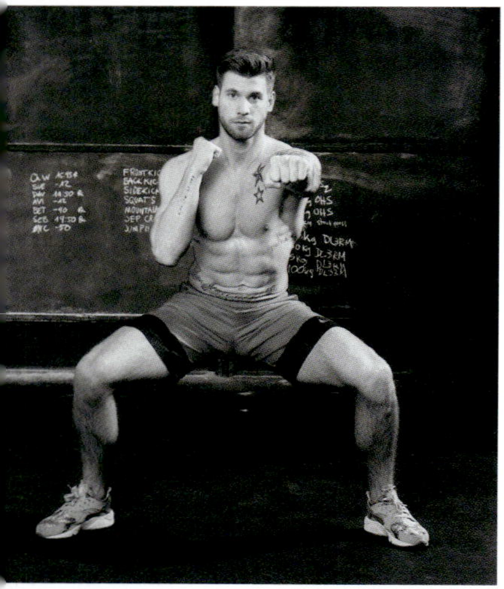

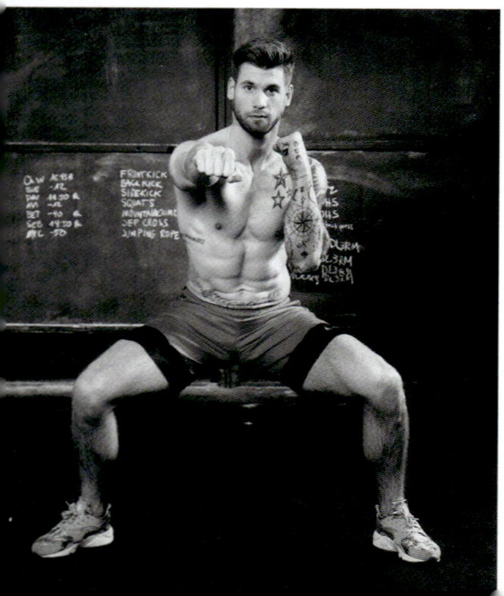

SQUAT PUNCHES

Hier trainierst du nicht nur deine Gesäßmuskulatur, sondern auch dein Durchhaltevermögen. Denke bloß nicht ans Aufgeben.

1 Gehe in den Squat (Kniebeuge). Die Beine sind hüftbreit auseinander, der Po ist nach hinten geschoben, die Knie sind gebeugt und dürfen nicht weit über die Fußspitzen hinausragen. Die Hände sind in Kampfstellung.

2 Versuche, die tiefe Squat-Position 1 Minute zu halten, und schlage dabei abwechselnd mit den Händen nach vorne. Jep und Cross im Wechsel (links-rechts). Anschließend kannst du eine kurze Pause machen (30 Sekunden) und dann noch einmal 1 Minute anhängen.

VARIANTE

Führe aus der Squat-Position heraus unterschiedliche Schläge aus wie Seitwärts- oder Aufwärtshaken.

PO, RUMPF, OBERSCHENKEL UND GLEICHGEWICHTSSINN

FRONT KICK WIPPEN

Minimale Bewegungen, maximale Wirkung. Aber um die kleinen Kicks sauber durchzuführen, musst du sicher stehen.

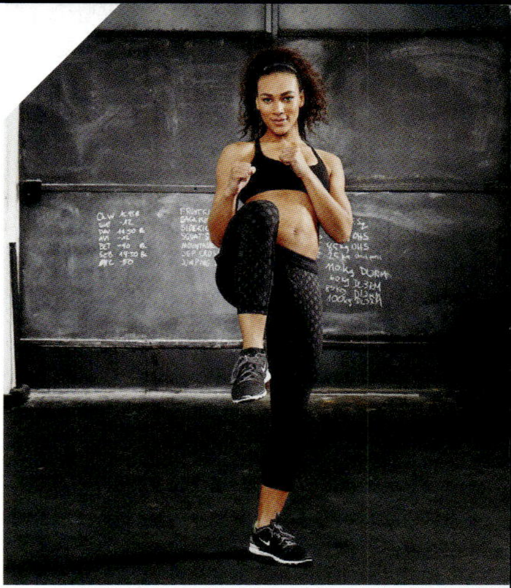

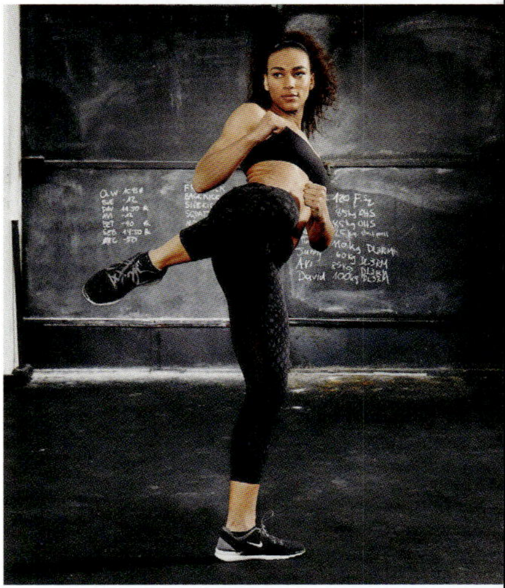

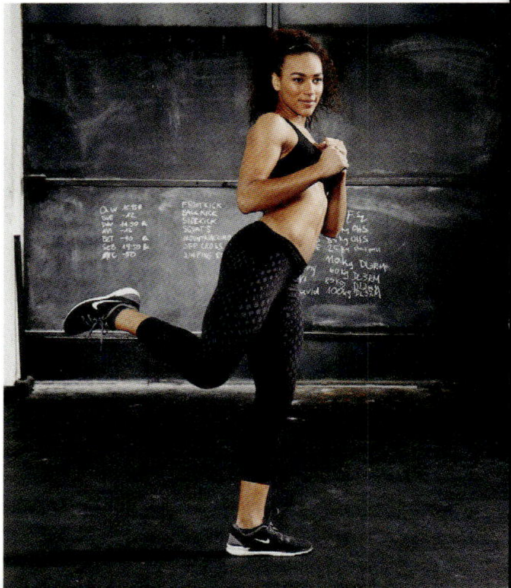

1 Du stehst auf dem linken Bein und ziehst dein rechtes Knie auf Hüfthöhe nach oben. Die Hände sind in Kampfstellung.

2 Wippe mit dem rechten Knie in kleinen Bewegungen auf und ab. Versuche, die Minibewegung 30 Sekunden lang durchzuführen. Hier gilt wie immer: Du kannst mit weniger Bewegungen anfangen und dich nach und nach steigern.

3 Jetzt kommt der Roundhouse Kick: die gleiche Bewegung, nur zur Seite. Die Hüfte ist etwas eingedreht, das Knie zeigt zur Seite und wippt auf und ab. Versuche, das Bein immer in Hüfthöhe zu halten und die Spannung aufrechtzuerhalten. Führe also gezielte kleine Kicks durch. Wieder 30 Sekunden.

4 Zum Schluss kommt noch der Back Kick nach hinten. Hebe dazu das rechte Bein nach hinten an. Das Knie ist angewinkelt und die Fußsohle zeigt nach oben. Wippe in kleinen Bewegungen, indem du den Fuß nach hinten oben wegstreckst. Wieder 30 Sekunden.

5 Danach alles noch mal mit dem linken Bein.

TIPP

Versuche, ein Ziel in der Ferne zu fixieren, dann fällt es dir leichter, die Balance zu halten.

WORKOUT FÜR 2

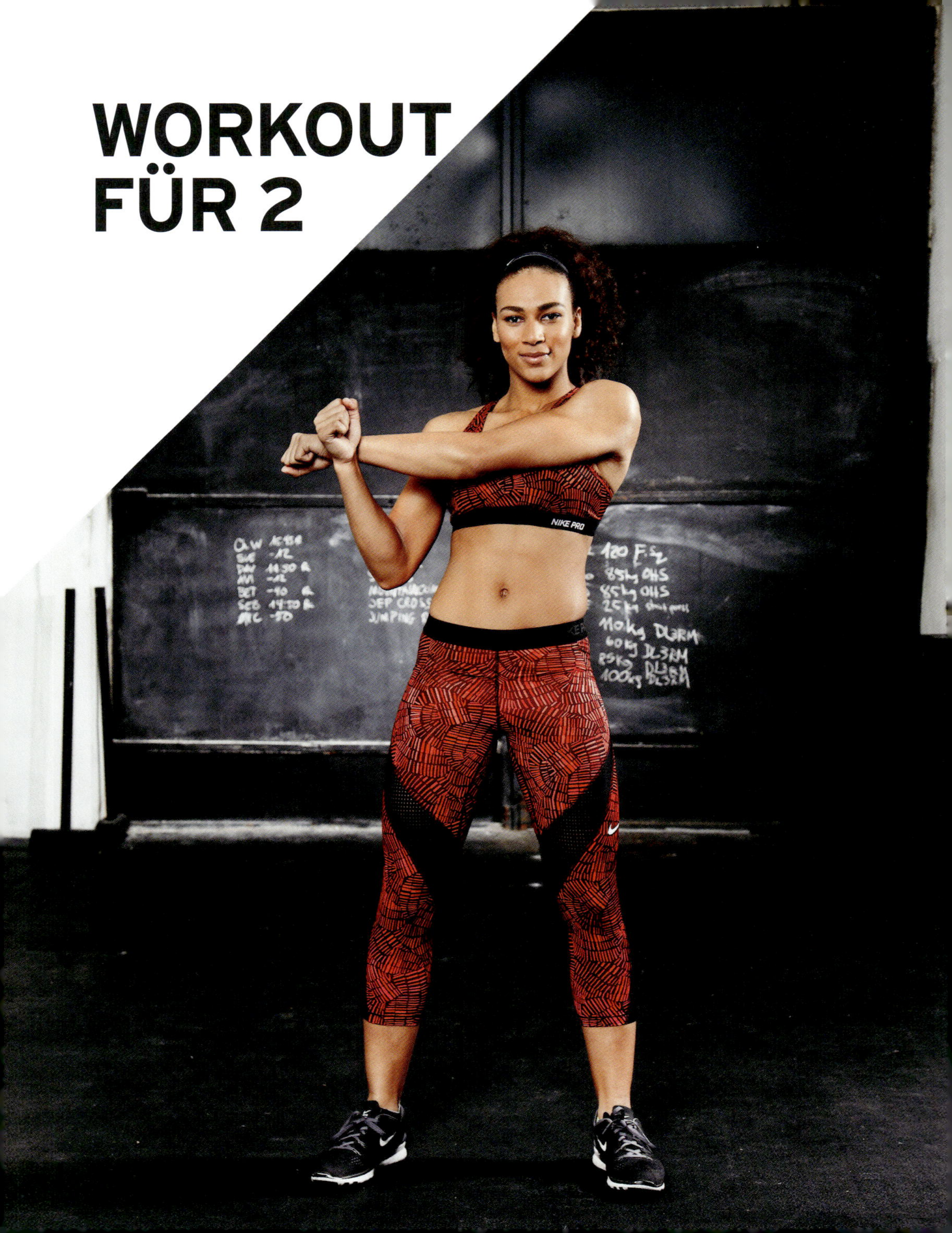

Das Tolle an Slim Kick ist, dass man nicht unbedingt einen Gegner oder Partner zum Trainieren braucht. Wer zwischendurch aber auch gern mal zu zweit übt, kommt mit diesen Übungen voll auf seine Kosten.

Das Partner-Workout besteht aus …

- **Ausdauerübungen:** Bei diesen dynamischen Übungen schlägt einer von euch, während der andere dagegenhält. Das ist für beide eine Herausforderung, denn ihr müsst hoch konzentriert sein und die Körperspannung halten. Natürlich könnt ihr die Positionen nach ein paar Durchgängen wechseln. Das ist sogar ratsam, weil ihr dadurch noch mal ein anderes Gefühl für das Workout entwickelt.
- **Kraftübungen:** Diese Übungen führt ihr gleichzeitig beziehungsweise synchron durch. Die Basis ist gegenseitiges Vertrauen: Ihr gebt euch gegenseitig Halt, pusht einander aber auch. So könnt ihr die Kraft des anderen nutzen und die Übungen werden noch dynamischer und wirkungsvoller.

PRATZENSCHLAGEN

Pratzenschlagen ist eine Partnerübung mit Pratzen beziehungsweise Schlagpolstern. Die gibt es in allen möglichen Farben und Formen. Für die Übungen in diesem Buch benötigt ihr lediglich die kleinen Schlagpratzen, die man sich wie Handschuhe über die Hände zieht und gegen die ihr entweder mit der bloßen Hand, mit Bandagen oder mit Boxhandschuhen boxen könnt. Einsteiger verwenden am besten Bandagen. So habt ihr noch das ganze Gefühl für die Bewegung und das Handgelenk ist trotzdem gut stabilisiert.

Je nachdem, welchen Schlag ihr übt, haltet ihr die Pratzen: Bei einem geraden Schlag zeigen auch die Pratzen gerade nach vorne. Bei einem Haken dreht man sie leicht ein, um den Schlag optimal abzufangen. Generell gilt: Man schlägt immer auf das diagonal gegenüberliegende Polster des Partners.

Tipp: Wenn ihr es erst einmal ausprobieren wollt, könnt ihr ohne Hilfsmittel in die Hände des Partners schlagen.

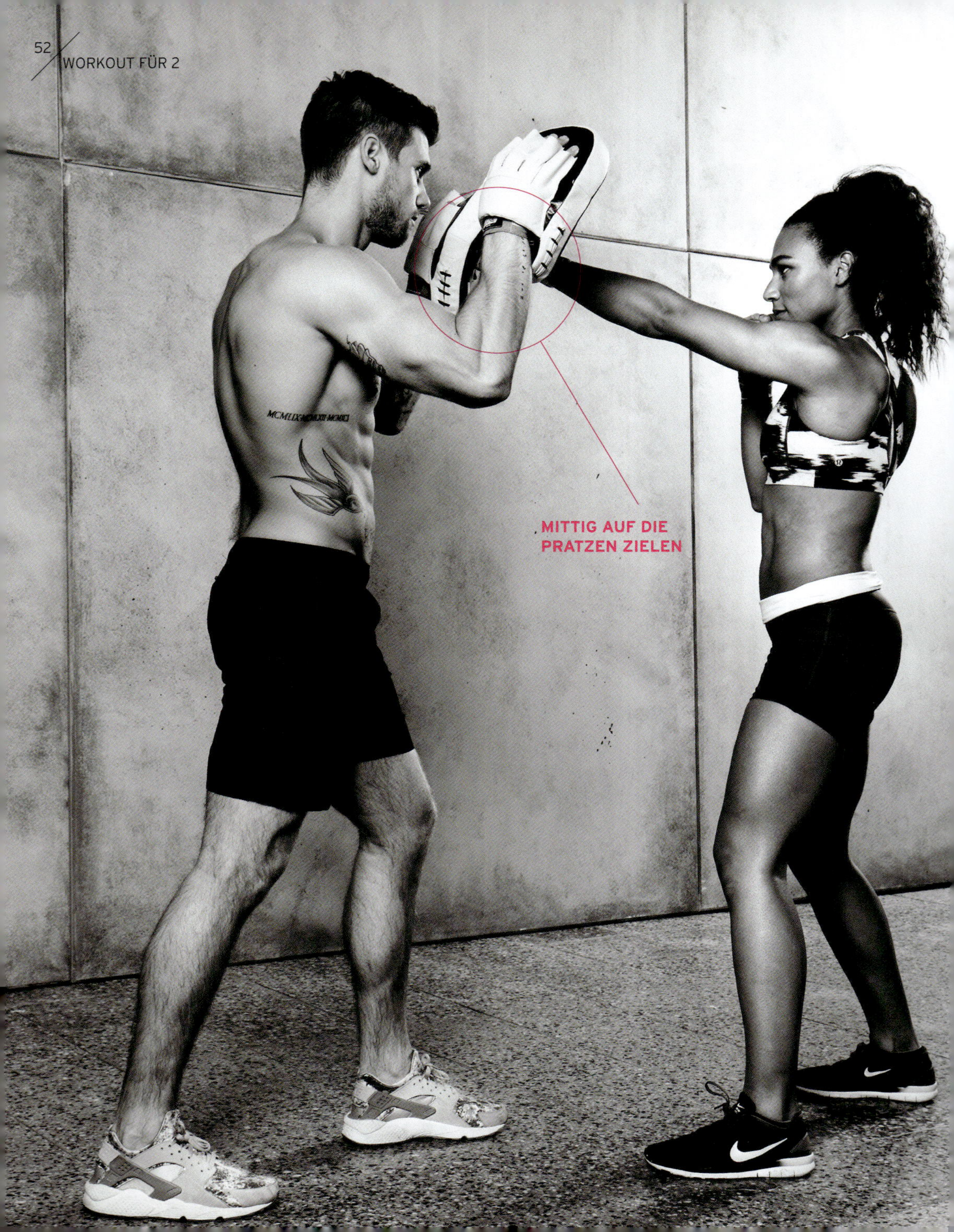
MITTIG AUF DIE
PRATZEN ZIELEN

JEP CROSS

Dies ist eine simple und essenzielle Schlagkombination im Boxen.

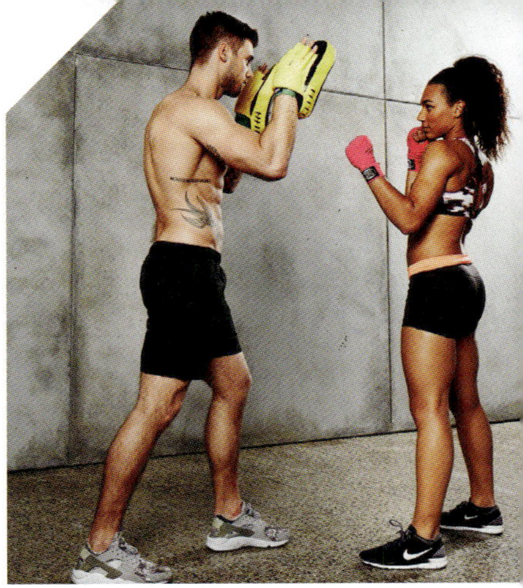

1 Stellt euch in Kampfstellung auf. Du bist der Schläger, dein Partner hält die Pratzen. Deine Hände und die Hände deines Partners befinden sich in Kampfstellung vor dem Gesicht.

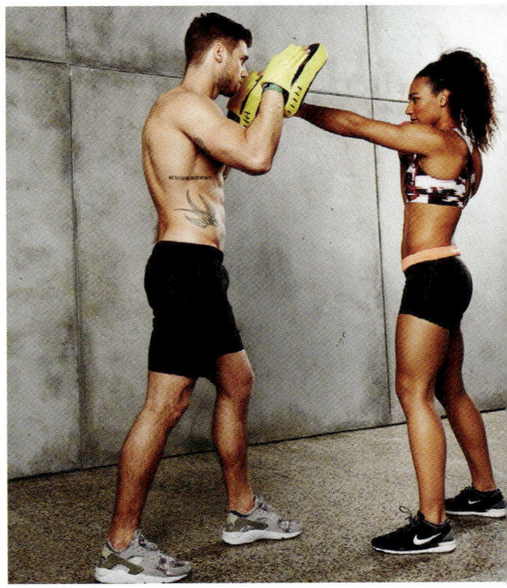

2 Führe nun abwechselnd mit der linken und rechten Hand Schläge nach vorne aus. Versuche dabei, das jeweils schräg gegenüberliegende Polster zu treffen. Du schlägst also mit der linken Hand überkreuz auf das Polster in der linken Hand deines Partners. Achte darauf, dass dein Ellbogen beim Schlagen nicht nach außen ausweicht. Du solltest das Polster immer mit den Fingerknöcheln treffen.

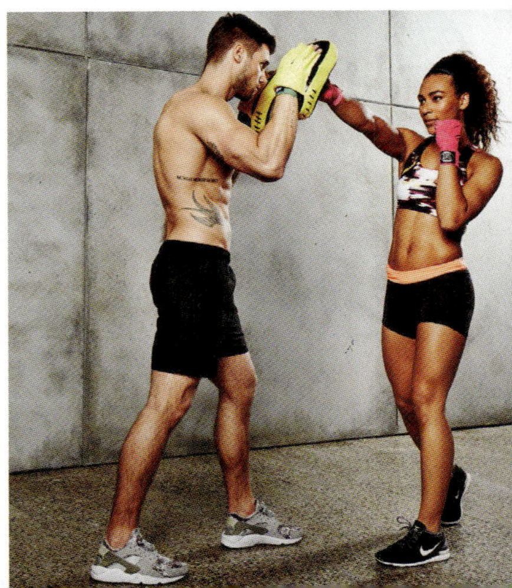

3 Dein Partner bewegt dabei jeweils das zu treffende Polster weiter nach vorne. Schlage etwa 10-mal mit jeder Seite.

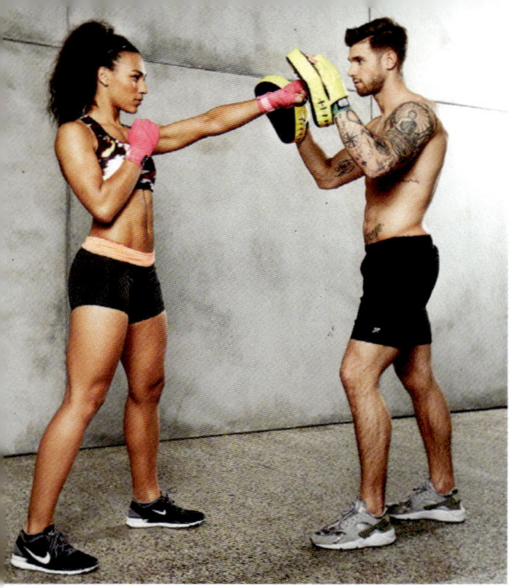

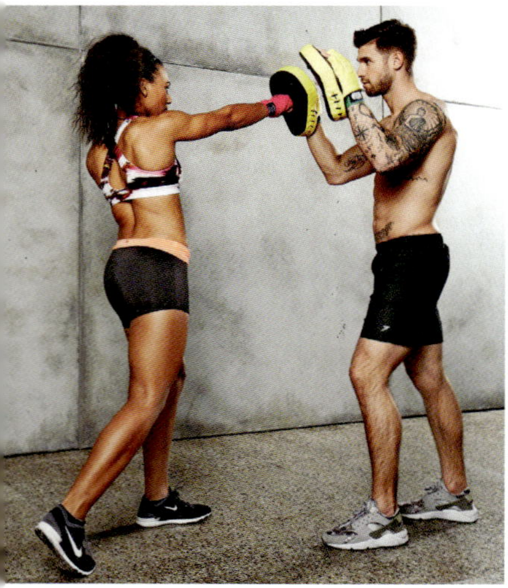

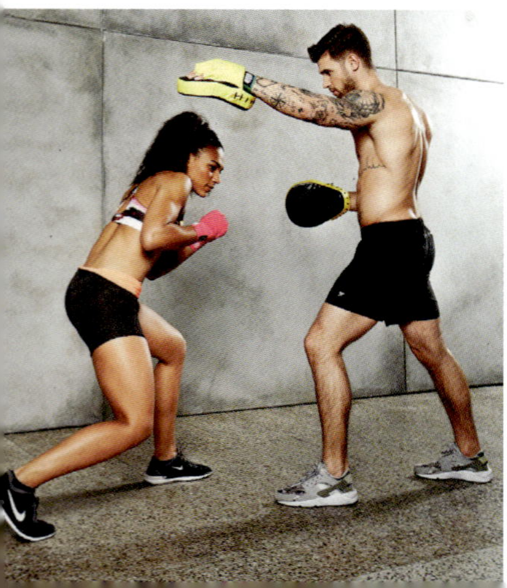

JEP CROSS ABTAUCHEN

Bei dieser dynamischen Variante des Jep stehst du nicht nur auf einer Stelle, sondern musst mit dem ganzen Körper auf deinen Gegner reagieren.

1 Stellt euch beide in Kampfstellung auf. Du bist wieder der Schläger. Schlage eine schnelle Links-rechts-Kombination auf die Pratzen deines Partners.

2 Dein Partner antwortet mit einem linken Haken, dem du mit einer rotierenden Duckbewegung ausweichst.

3 Anschließend kommst du wieder aus der Deckung hoch und antwortest mit einem Hook, also mit einem Schlag mit der linken Hand, von unten nach oben. Anschließend folgt wieder die Links-rechts-Kombination.

4 Versucht, 10 Wiederholungen zu schaffen. Danach könnt ihr die Positionen wechseln.

TIPP

Versuche, beim Ausweichen deinen Gegner immer im Blick zu behalten, schau also auch beim Ausweichen nicht auf den Boden.

PO- UND OBERSCHENKELMUSKULATUR

PARTNER-SQUATS

Abgesehen von der Muskelkraft schult diese Übung auch euer Vertrauen und eure Körperwahrnehmung.

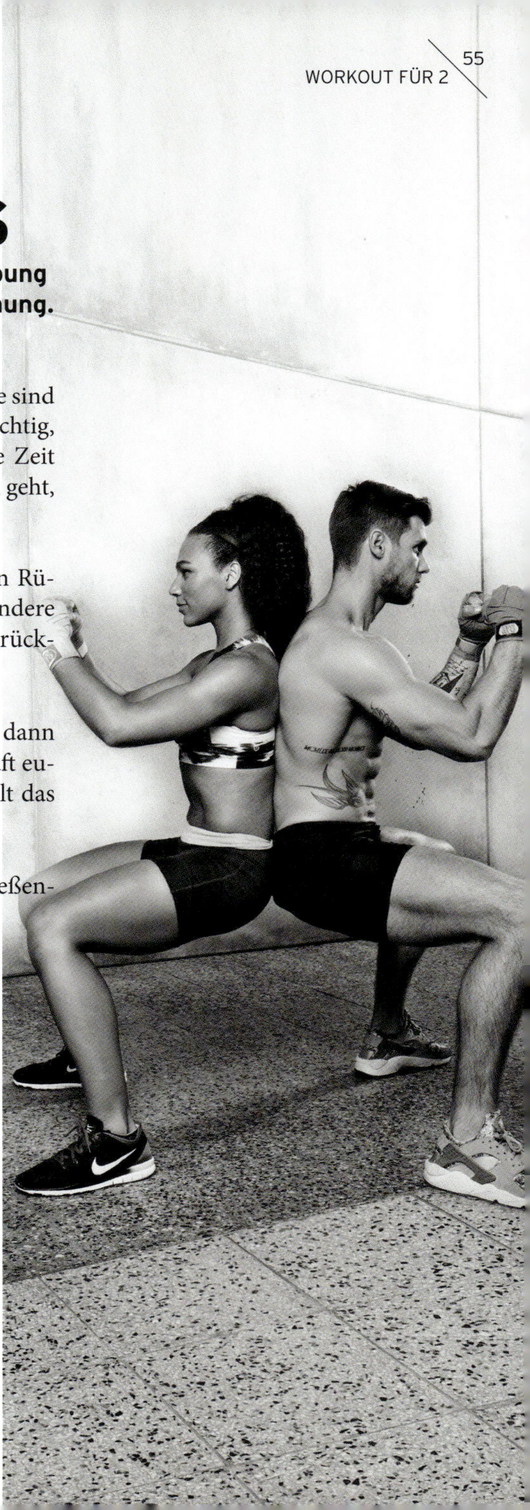

1 Stellt euch aufrecht Rücken an Rücken hin. Die Hände sind in Kampfstellung. Drückt euch fest aneinander. Es ist wichtig, dass ihr diese Übung kraftvoll ausführt und die ganze Zeit über die Spannung haltet. Da ihr gemeinsam nach unten geht, seid ihr aufeinander angewiesen.

2 Geht nun gleichzeitig in den Squat. Haltet dabei den Rückenkontakt die ganze Zeit aufrecht. Bedenkt, dass der andere aus dem Gleichgewicht kommt, wenn einer von euch zurückweicht oder das Tempo verändert.

3 Haltet die tiefe Position nur ganz kurz und kommt dann wieder gemeinsam nach oben. Nutzt auch dabei die Kraft eures Partners: Indem ihr euch fest aneinanderdrückt, fällt das Hochkommen leichter.

4 Wiederholt die Übung 10- bis 15-mal – in schönen fließenden Bewegungen.

TIPP

Bei dieser Übung könnt ihr euch gut gegenseitig pushen und Halt geben. Wenn einer etwas tiefer geht, muss der andere nämlich zwangsläufig mit, um die Spannung zu halten. Achtet aber aufeinander und hört auf, wenn einer von euch nicht mehr kann.

BAUCHMUSKULATUR UND ARME

SIT-UPS, SEITLICHE SCHLÄGE

Auch hier profitiert ihr von der Partnerdynamik, denn ihr »zieht« euch gegenseitig nach oben. Um die Übung zu variieren, könnt ihr gern auch unterschiedliche Schläge ausführen, zum Beispiel einen Hook oder Upper Cut.

1 Setzt euch auf dem Boden gegenüber, hakt euch mit Füßen und Unterschenkeln gegenseitig ein und lasst euch dann nach hinten auf den Boden sinken. Der Rücken liegt flach auf dem Boden, die Beine sind angewinkelt, die Fersen auf dem Boden. Die Arme verschränkt ihr hinter dem Kopf.

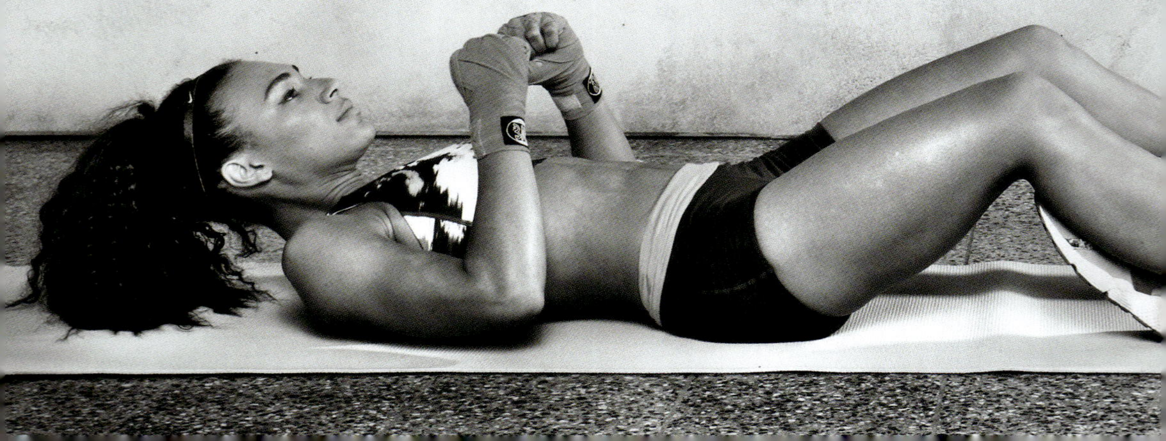

2 Kommt nun gleichzeitig zum Sit-up nach oben und schlagt erst mit der linken, dann mit der rechten Hand am Partner vorbei nach vorne. Nutzt den Zug, den ihr durch die verschränkten Beine aufbaut. Achtet darauf, dass die Beine am Boden bleiben.

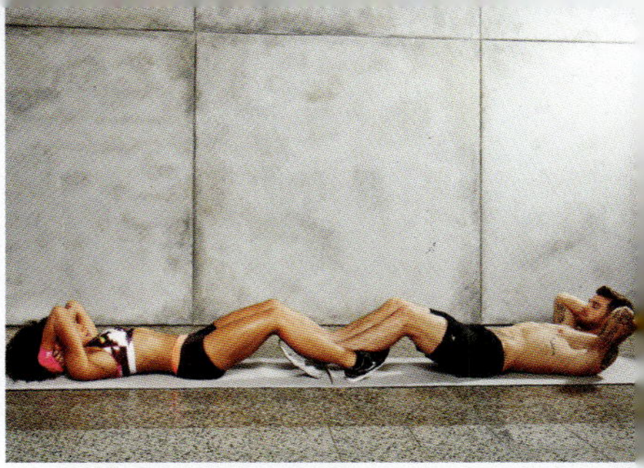

3 Lasst euch langsam wieder nach hinten sinken. Legt den Kopf aber nicht ganz am Boden ab. Wenn du etwas mehr Übung hast, bleiben die Hände beim Absinken vor dem Körper in der Deckung.

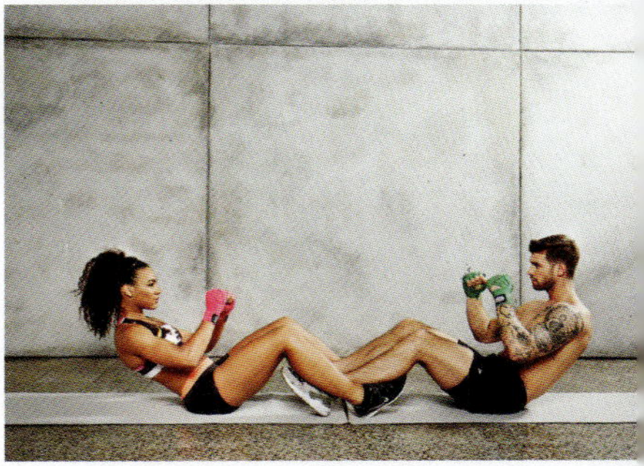

4 Beim nächsten Sit-up schlagt ihr rechts-links nach vorne.

5 Für Einsteiger genügen 15 Wiederholungen, Trainierte schaffen 30 oder sogar mehr.

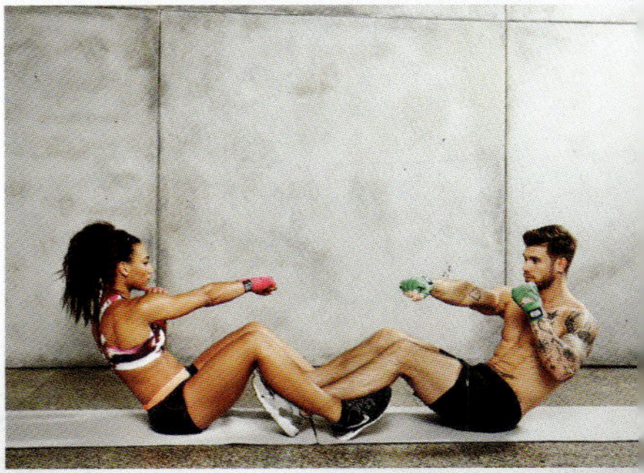

TIPP

Versucht, die Bewegung möglichst synchron auszuführen. Ihr gebt euch gegenseitig Schwung und Dynamik, wenn ihr im gleichen Rhythmus seid. Anderenfalls verpufft die Energie und ihr kommt nicht richtig in die Bewegung hinein.

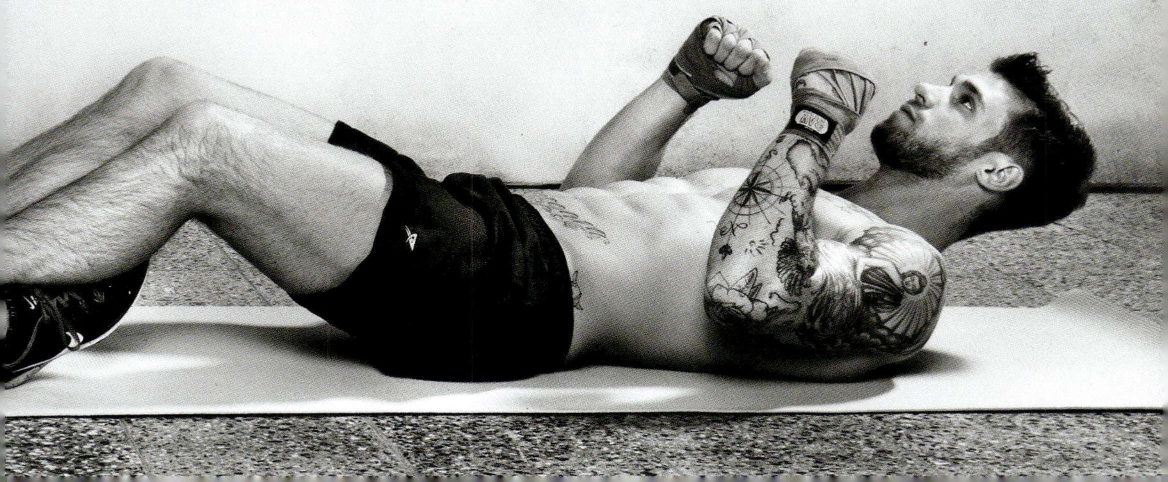

RUMPFMUSKULATUR

LIEGESTÜTZ MIT ABKLATSCHEN

Eine Übung, die Spaß macht und zum Durchhalten motiviert. Pusht euch gegenseitig!

1 Geht in einem Abstand von etwa einer halben Armlänge in die Liegestützposition.

2 Lasst euch nun gleichzeitig nach unten sinken und drückt euch dann gleich wieder nach oben.

3 Wenn eure Arme wieder durchgedrückt sind, löst ihr jeweils die linke Hand vom Boden und klatscht euch ab.

4 Anschließend geht es wieder tief, dann streckt ihr die Arme wieder und klatscht euch mit der Rechten ab.

5 Versucht, insgesamt 10 Wiederholungen zu schaffen. Achtet dabei aufeinander, damit ihr im gleichen Tempo bleibt. Ihr könnt euch gegenseitig pushen und anfeuern. Das Abklatschen fördert zusätzlich den Teamgeist und die Motivation.

VARIANTE
Wem noch die Kraft für so viele Liegestütze fehlt, übt anfangs im Knieliegestütz.

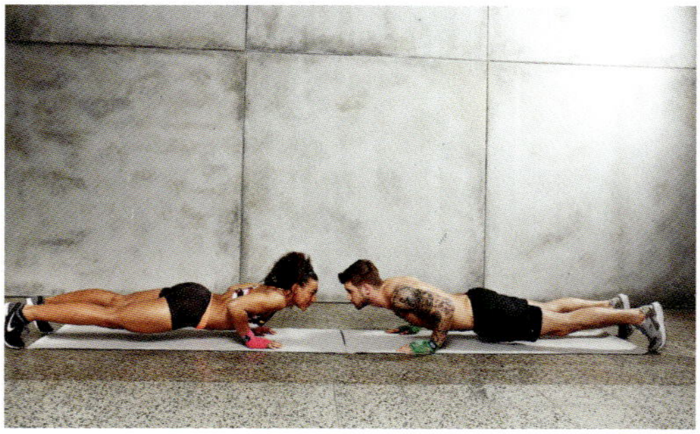

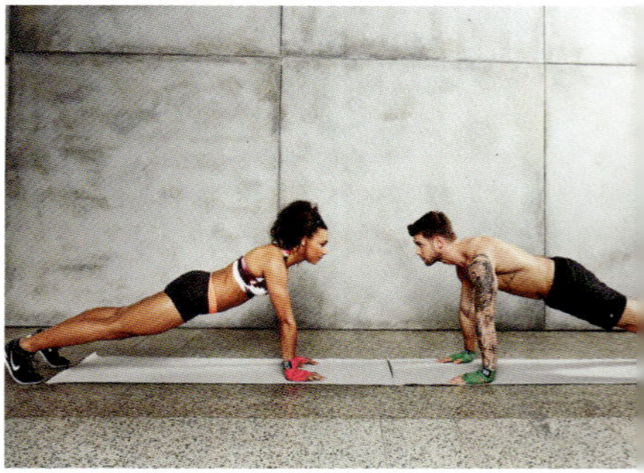

OBERSCHENKEL, RÜCKEN UND SCHULTERGÜRTEL

PARTNER-STRETCHING

Versucht am Ende des Trainings, gemeinsam eure Muskeln zu dehnen. Das ist ein schöner Ausgleich zur vorangegangenen Anspannung.

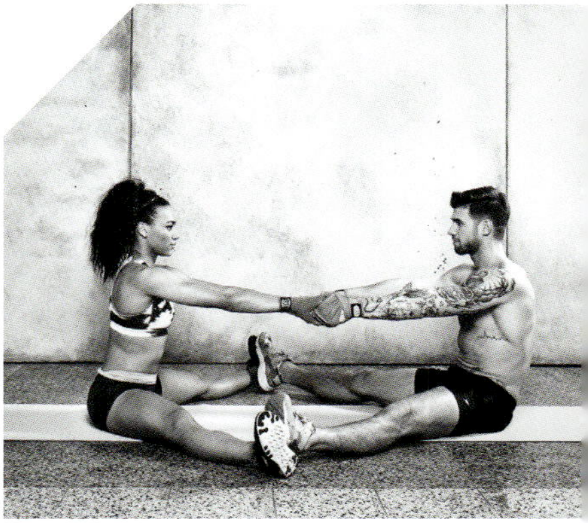

1 Setzt euch so gegenüber im Grätschsitz auf den Boden, dass eure Füße sich berühren. Fasst euch an den Händen. Auf diese Weise könnt ihr euch gegenseitig stabilisieren und noch weiter in die Grätsche ziehen.

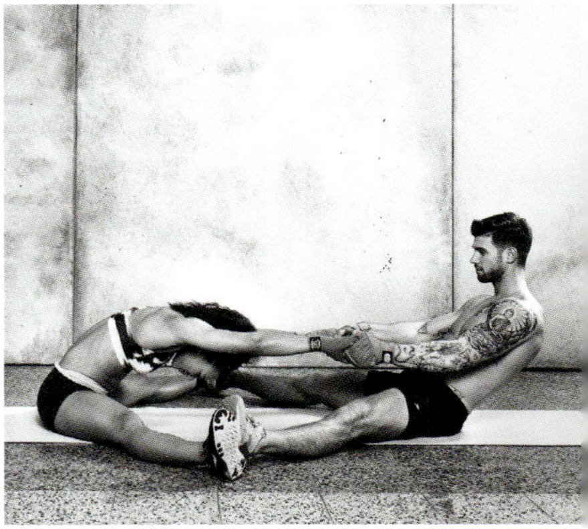

2 Nun lehnt sich einer von euch nach hinten und zieht dabei den anderen mit den Händen zu sich heran. Der muss sich dadurch nach vorne beugen, was die Dehnung in den Beinen noch einmal intensiviert.

3 Anschließend lehnt sich der andere nach hinten und zieht den Partner zu sich.

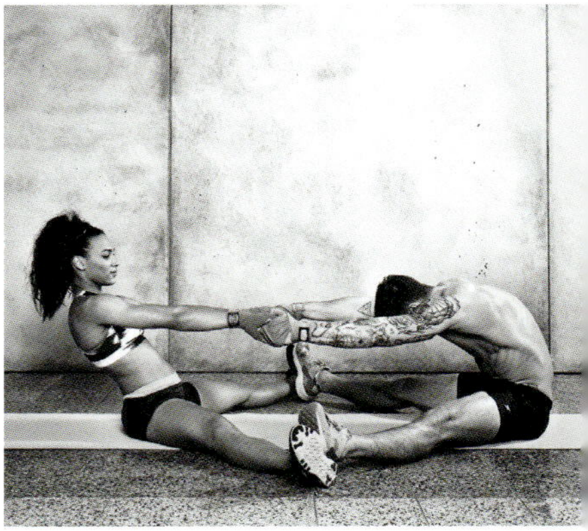

4 So geht es im Wechsel immer weiter. Jeder von euch zieht den anderen 5-mal je 30 Sekunden zu sich hin.

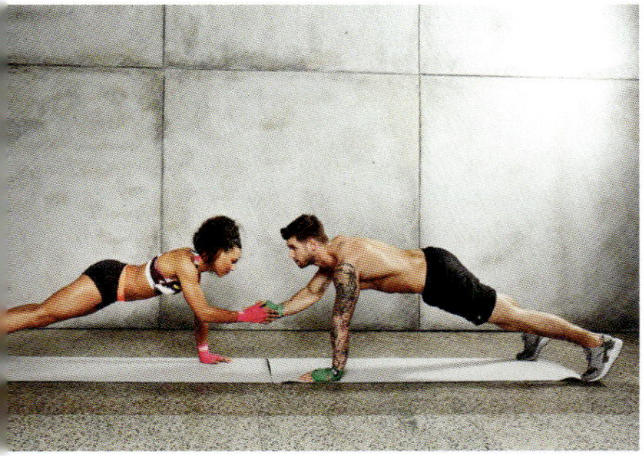

REGISTER

DIE ÜBUNGEN

WICHTIGER HINWEIS

BÜCHER UND ADRESSEN, DIE WEITERHELFEN

BÜCHER AUS DEM GRÄFE UND UNZER VERLAG

Cohen, Jennifer/Colino, Stacey: *Strong ist the new skinny. Das Programm für mehr Fitness und eine super Figur*

Froböse, Ingo: *Das Muskel-Workout: Über 100 hocheffiziente Übungen ohne Geräte*

Schütze, Tina: *Fitness-Minis. 90 Workouts für jeden Tag und überall*

Velske, Gregor/Lenz, Claudia/Fischer, Elisabeth/Muliar, Doris/Schmedes, Christas: *Low Carb. Das Kochbuch.*

Zippel, Christian/Fischer, Alex: *Animal Moves. Tierisch fit mit intensivem Ganzkörpertraining*

Zylla, Amiena: *Urban Yoga. Finde deine Übungen zum Auftanken & Runterkommen*

BÜCHER AUS ANDEREN VERLAGEN

Ippen, David: *Die Kunst des Selbst: Eine Interpretation des traditionellen Taekwondo.* Hirmer Verlag, München

Lauren, Mark: *Fit ohne Geräte. Trainieren mit dem eigenen Körpergewicht.* Riva Verlag, München

INTERNETADRESSEN

www.bzga.de
Homepage der Bundeszentrale für gesundheitliche Aufklärung.

www.dge.de
Internetauftritt der Deutschen Gesellschaft für Ernährung e. V., mit vielen Informationen rund um die gesunde Ernährung.

www.dgsp.de
Seite der Deutschen Gesellschaft für Sportmedizin und Prävention (Deutscher Sportärztebund) e. V.

www.protectyourselfacademy.de
Für alle, die mehr Lust auf Kampfsport haben. Auf dieser Seite kannst du dich informieren, wann der nächste Selbstverteidigungskurs angeboten wird – hauptsächlich für Kinder, demnächst aber auch für Frauen. Das Seminar wurde von Marie Mouroum konzipiert und beinhaltet viele kampfsportliche Techniken zur Selbstverteidigung.

Mehr Energie, mehr Wohlbefinden!

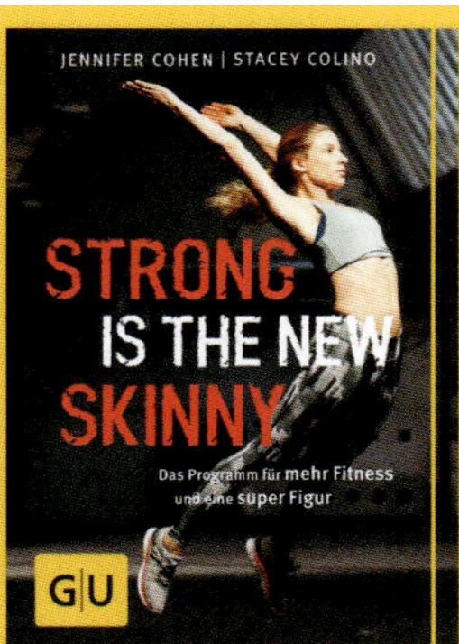

ISBN 978-3-8338-4597-0

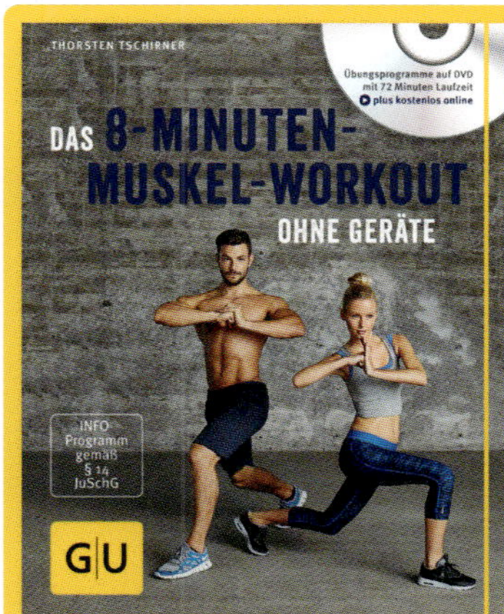

ISBN 978-3-8338-4225-2

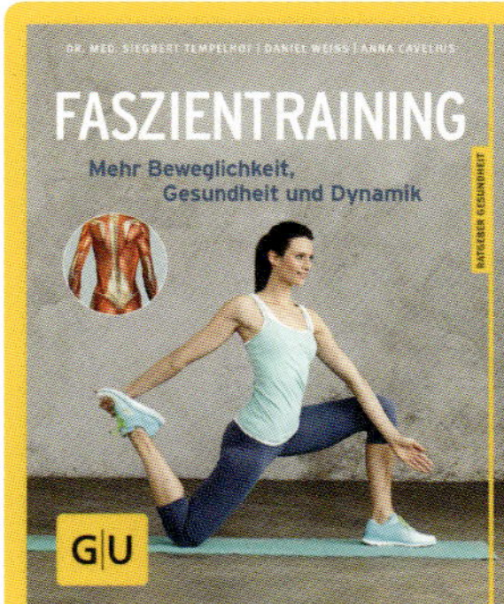

ISBN 978-3-8338-4458-4

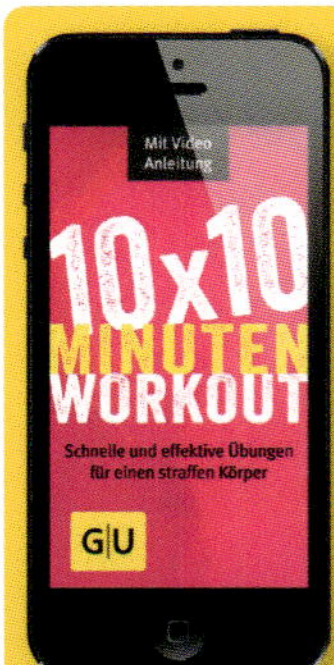

Laden im App Store

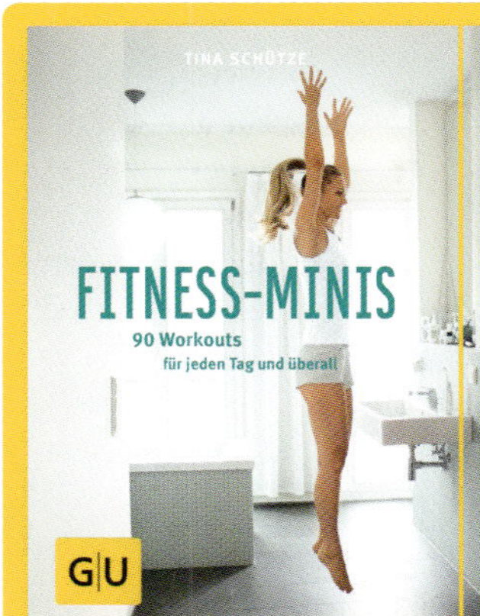

ISBN 978-3-8338-4977-0

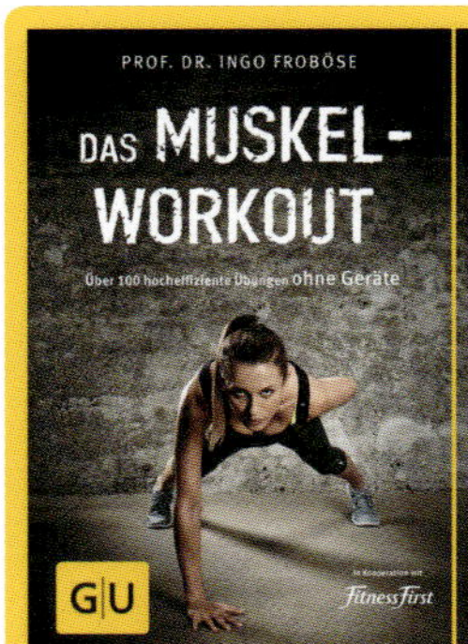

ISBN 978-3-8338-3809-5

e Alle hier vorgestellten Bücher sind auch als eBook erhältlich.

G|U

Willkommen im Leben.

Mehr von GU auf **www.gu.de** und

facebook.com/gu.verlag

IMPRESSUM

Reihenkonzept & Projektleitung: Claudia Böhm
Lektorat: Sylvie Hinderberger
Layout/Umschlaggestaltung: independent Medien-Design GmbH, Horst Moser, München
Bildredaktion: Henrike Schechter
Herstellung: Susanne Mühldorfer
Satz: Christopher Hammond
Reproduktion: medienprinzen, München
Druck und Bindung: Schreckhase, Spangenberg

ISBN 978-3-8338-5611-2

1. Auflage 2016

GRÄFE UND UNZER

Ein Unternehmen der
GANSKE VERLAGSGRUPPE

BILDNACHWEIS

Fotoproduktion: Bernd Jaworek
Styling: Inez Kerber
Haare/Make-up: Inez Kerber
Models: Jan Möller (McFit Models) & Marie Mouroum
Syndication: www.seasons.agency
Ein Unternehmensbereich der StockFood GmbH, Tumblingerstr. 32, 80337 München, Tel: 089-7 47 20 20
Videoproduktion: Celebrity Sports Media by Detlef Soost
Executive Producer: Detlef Soost & Stephan Strauß

QUALITÄTS GU GARANTIE

Liebe Leserin, lieber Leser,

haben wir Ihre Erwartungen erfüllt? Sind Sie mit diesem Buch zufrieden? Haben Sie weitere Fragen zu diesem Thema? Wir freuen uns auf Ihre Rückmeldung, auf Lob, Kritik und Anregungen, damit wir für Sie immer besser werden können.

GRÄFE UND UNZER Verlag
Leserservice
Postfach 86 03 13
81630 München
E-Mail:
leserservice@graefe-und-unzer.de

Telefon: 00800 / 72 37 33 33*
Telefax: 00800 / 50 12 05 44*
Mo–Do: 9.00 – 17.00 Uhr
Fr: 9.00 – 16.00 Uhr
(gebührenfrei in D, A, CH)*

Ihr GRÄFE UND UNZER Verlag
Der erste Ratgeberverlag – seit 1722.

Die GU-Homepage finden Sie unter www.gu.de

www.facebook.com/gu.verlag